Freunde
Bakterien
oder Feinde?

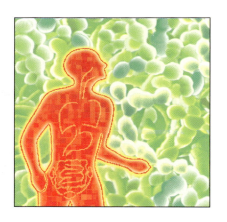

Volker Rusch

Freunde
Bakterien
oder Feinde ?

- Ohne Bakterien kein Leben
- Neue Wege in der Therapie
- Bakterien regulieren, schützen und heilen
- Die mikrobiologische Therapie-Revolution
- Erkrankungen ursächlich heilen

- 52 Farbabbildungen

Urania

Bibliografische Information der Deutschen Bibliothek
Die Deutsche Bibliothek verzeichnet diese Publikation in der Deutschen Nationalbibliografie; detaillierte bibliografische Daten sind im Internet über http://dnb.ddb.de abrufbar.

Konzept, Redaktion, Text, Umschlag, Gesamtgestaltung und Bildentwicklungen:
CoConcept / HilmarKampf, F-LeVal / D-Usingen.

Fachlektorat und Schlußbearbeitung:
Jutta Oppermann, D-Bielefeld

Umschlagillustration und Abbildungsgestaltungen:
Foto & Design Dieter Quant, D-Friedrichsdorf, Abb. 3: D. v. d. Waaij, NL-Glimmen, Abb. 5: USDA / PR Science Source / OKAPIA, Abb. 29, 32, 49, 51: Institut für Mikrobiologie und Biochemie, D-Herborn, Abb. 30: David M. Phillips / NAS / OKAPIA, Abb. 31: Biophoto Ass. / Science Sou. / OKAPIA, Abb. 36: Dr. K.-D. Hungerer, D-Marburg

Druck und Bindung: Westermann Druck Zwickau GmbH, D- Zwickau

Urania Verlag
Verlagsgruppe Dornier
Postfach 80 06 69, 70506 Stuttgart

www.urania-verlag.de
www.verlagsgruppe-dornier.de

© 1999 Urania Verlag, Stuttgart
Der Urania Verlag ist ein Unternehmen der Verlagsgruppe Dornier GmbH.
Alle Rechte vorbehalten.

Die Verwertung des Inhalts, der Texte und Abbildungen, auch auszugsweise, ist ohne Zustimmung des Verlags urheberrechtswidrig und strafbar. Dies gilt auch für Vervielfältigungen, Übersetzungen, Mikroverfilmungen und für die Verarbeitung mit elektronischen Systemen.

Die Angaben in diesem Buch sind von den Autoren und vom Verlag sorgfältig erwogen und geprüft, dennoch kann eine Garantie nicht übernommen werden. Eine Haftung der Autoren bzw. des Verlags und deren Beauftragten für Personen-, Sach- und Vermögensschäden ist ausgeschlossen.

Originalaugabe
ISBN 3-332-00567-7

Inhalt

- Sachregister 7
- Einleitung 8
- Vorwort 9

I. Geniale Freunde und tödliche Feinde   11

- Bakterien sind überall 12
- Krankheitserreger machen Schlagzeilen 22
- Aus der Geschichte der Medizin 25
- Im Kreislauf des Lebens regieren Mikroben 35

II. Mensch und Mikrobe   39

- Die Besiedlung des Menschen 40
- Unser Verdauungstrakt als besonderes Beispiel 45
- Arten, Aktivitäten und Assoziationen 48
- Das Phänomen Symbiose 50

III. Komplexes Netzwerk Mensch   53

- Abwehrsysteme, Mikroflora und Mukosa 54
- Abwehreinrichtungen und ihre Staffelung 63
- Psycho-Neuro-Endokrino-Immunologie 68

IV. Wissenschaft und Medizin   71

- Geht die Antibiotika-Ära ihrem Ende entgegen? 72
- Weltweite Probleme erfordern neue Strategien 84
- ISGNAS und weitere Initiativen 90

V. Mikrobiologische Therapiekonzepte 95

- Arbeitskreis für Mikrobiologische Therapie 96
- Was eigentlich sind Probiotika? 99
- Mikrobiologische Therapie und Netzwerk Mensch 102

VI. Erkrankungen ursächlich heilen 105

- Helfen und heilen 106
- Theorie wird Therapie 109
- Welche Krankheit wie behandeln? 113
- Therapieerfolg trotz geringer Risiken 143

VII. Vorbeugen und gesund bleiben 145

- Lebensgewohnheiten und Umwelt 146
- Ernährung und Hygiene 148
- Ausblick: Mehr Krieg oder mehr Frieden? 152

Anhang 154

- Dank und Anerkennung 154
- Praktische Informationen 155
- Wichtige Fachausdrücke 157
- Abbildungsverzeichnis 162
- Wissenschaftliche Artikel und Literatur 164
- Informationsabruf und Urania-Gesundheitsbücher 168

Sachregister

Akute und chronische   Seite **117** ff
Infekte:

- Mund, Nase / Nasen-
  nebenhöhlen (Kiefer-
  und Stirnhöhle), Rachen   Seite **117**
- Bronchien   Seite **118**
- Harnwege (Harnblase,
  Nierenbecken)   Seite **119**
- Prostata-Entzündungen   Seite **120**
- Darmerkrankungen /
  Darminfektionen   Seite **121**
- Antibiotika-Nachsorge   Seite **122**

Abwehrschwäche: Seite **123**

- Häufige grippale Infekte /
  Grippe, häufige
  Erkältungskrankheiten   Seite **123**

Pilzerkrankungen: Seite **124** ff

- Haut   Seite **124**
- Windelekzem, Analekzem   Seite **125**
- Fußpilz   Seite **125**
- Haare, Nägel   Seite **126**
- Mund   Seite **126**
- Darmtrakt   Seite **127**
- Scheide / Scheideneingang   Seite **128**
- Penis   Seite **130**

Neurodermitis: Seite **131**

- Hautekzeme / Atopien   Seite **131**

Allergien: Seite **132** ff

- Heuschnupfen   Seite **132**
- Bronchial-Asthma   Seite **134**
- Nahrungsmittelallergien   Seite **134**
- Nesselsucht   Seite **135**

Magen- / Darm-   Seite **136**
Erkrankungen:

- Durchfall / Reizdarm   Seite **136**
- Verstopfung   Seite **136**
- Blähungen   Seite **136**
- Bauchweh / -schmerzen   Seite **136**

Schwere chronische   Seite **137** ff
Erkrankungen:

- Gelenkentzündung
  (cP, PCP)   Seite **137**
- Chronische
  Darmentzündungen   Seite **138**
- Krebs, Nachsorge
  (Begleitmaßnahme)   Seite **140**

Naturgemäß Schwache: Seite **141** ff

- Säuglinge, Kleinkinder
  und Kinder   Seite **141**
- Schwangere und
  stillende Mütter   Seite **142**
- Senioren   Seite **142**
- Erhöht Sensible /
  häufig Kränkelnde   Seite **142**

*Im Kapitel VI auf-
gezeigte Krank-
heiten und Krank-
heitsbilder und
ihre mikrobio-
logischen Thera-
piemöglichkeiten*

Einleitung

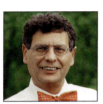

Dr. rer. nat. Volker Rusch, Fachgebiete Mikrobiologie und Mikroökologie
Abb. 2

Seit rund dreißig Jahren lebt der Biologe Volker Rusch in einer »wissenschaftlichen Symbiose« mit Bakterien und anderen Mikroben. In dieser Zeit hat er durch seine Arbeiten zu vielen neuen Erkenntnissen beigetragen und miterlebt, wie rasant sich die Wissenschaft der Mikrobiologie in den letzten Jahrzehnten entwickelt hat. Sein Hauptziel war und ist, Forschungsergebnisse in die tägliche Praxis umzusetzen und daran mitzuwirken, daß Krankheiten ursächlich und dauerhaft behandelt oder gar verhindert werden können. Das ist ihm in vielen Bereichen gelungen.

Volker Rusch ist Leiter und Mitarbeiter der Institute für Mikroökologie, Mikrobiologie und Biochemie in Herborn. Er ist Mitinitiator von ISGNAS, einer internationalen Studiengruppe für neue antimikrobielle Strategien, und Mitglied zahlreicher weiterer weltweit tätiger wissenschaftlicher Gesellschaften. Als Herausgeber der Zeitschrift »Mikroökologie und Therapie« sowie der »Old Herborn University«-Monographien und als Autor von über 150 Fachpublikationen wendet sich Volker Rusch mit diesem Buch erstmals zugleich an Fachinteressierte wie an ein breites gesundheitsbewußtes Publikum.

Der Aufbau dieses Buches sowie die Texte und Abbildungen sind für medizinische Laien verständlich aufbereitet; alle wichtigen Fachbegriffe werden erläutert. Wissenschaftliche Textauszüge sind durch Anführungszeichen, Umrandungen und andere Schrifttypen deutlich erkennbar gekennzeichnet und werden – wo erforderlich – in den Allgemeintexten zusätzlich »übersetzt«.

Vorwort

Die heutigen Kenntnisse über das Reich der Bakterien ergeben eindeutig, daß der Großteil dieser Mikroben friedliche, für uns nützliche und lebensnotwendige Freunde sind. Doch ungeachtet der Verbesserungen medizinischer Verfahren und der Entwicklung von Antibiotika stellen krankheitserregende Mikroorganismen, darunter auch viele Bakterienarten, ein Feindpotential für die Menschheit dar und sind somit ein ernsthaftes Problem der Medizin.

Wenn Patienten vor der Antibiotika-Ära im Krankenhaus eine Infektion hatten, war diese meist auf ein grundsätzlich krankheitserregendes Bakterium zurückzuführen. Durch die Anwendung aggressiver Behandlungsverfahren konnte zwar das Risiko derartiger Infektionen stark reduziert werden, allmählich aber wandelte sich sowohl der infektionsverursachende Bakterientypus und im Gefolge auch der der Patienten. Statt mit den klassischen krankheitserregenden Bakterien wie zum Beispiel Corynebacterium diphtheriae als Diphtherieverursacher hatte man es jetzt mit opportunistischen Erregern zu tun – also mit im menschlichen Organismus lebenden, eigentlich friedlichen Bakterien, die jedoch auf Grund der in Mitleidenschaft gezogenen Abwehrsysteme zu angriffslustigen Keimen und damit zu Feinden werden konnten.

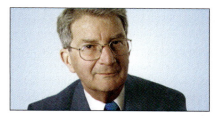

Prof. Dr. Dirk van der Waaij, Mikrobiologe
Abb. 3

Der sorglose Umgang mit Chemotherapeutika hat zur Entwicklung oder zum Erwerb von Antibiotika-Resistenzen geführt und dazu beigetragen, daß opportunistische Mikroben immer gefährlicher werden, indem sie die natürliche menschliche Abwehr überwinden können. Diese Probleme sind eine weltweite Bedrohung, denn die Behandlung von Infektionen mit Antibiotika kann schon bald unzuverlässig oder ganz wirkungslos werden. Zum Glück sind Antibiotika

Die Kolonisations-Resistenz ist ein wesentliches Abwehrsystem

nicht die einzigen Instrumente, um eindringende oder eingedrungene Mikroben zu bekämpfen – der gesunde Mensch verfügt über gut funktionierende Abwehrmechanismen, über sich anpassende spezifisch oder unspezifisch antwortende Systeme. Bei der antimikrobiellen Abwehr bildet die friedvolle Koexistenz aus menschlichem Organismus als Wirt und bakterieller Mikroflora die erste Verteidigungslinie. Der gesamte Verdauungstrakt – vorzugsweise die Schleimhäute – ist mit »einheimischen«, friedlichen Bakterien besiedelt. Von ihnen kontrollieren und begrenzen viele normale Darmbakterien die Ansiedlung anderer Bakterien oder Pilze, die versuchen einzudringen. Auf diesem Weg kann die intestinale Mikroflora erstens eine Kolonisation durch externe Mikroben verhindern und zweitens einen zentralen Abwehrmechanismus des Körpers regulieren.

Für eine bestmögliche physiologische Kontrolle von Krankheitserregern wird ein komplexer Abwehrmechanismus benötigt, unterschiedlich starke und untereinander in Wechselwirkung stehende Faktoren einer Abwehrkette: die von der Mikroflora herrührende Kolonisations-Resistenz, die angeborene und natürliche Fähigkeit des Körpers zu Immunreaktionen und die zum Beispiel durch überstandene Krankheiten erlernte und erworbene Immunität.

Wie in diesem Buch skizziert, ist zu erwarten, daß schon in den nächsten Jahren die allgemeine Anwendung antimikrobieller Mittel bei bakteriellen Infektionen stark eingeschränkt wird. Das betrifft sowohl die wirksame Behandlung von durch opportunistische Mikroorganismen als auch durch pathogene Erreger verursachte Infektionen.

Eine verheißungsvolle Methode für neue Vorbeugungs- und Behandlungsstrategien ist die Stimulation oder Modulation der körpereigenen antimikrobiellen Abwehrkapazität; Ziel ist es, den natürlichen Abwehrlevel künstlich auf normaler Höhe zu halten oder wiederherzustellen und zu bewahren. Solche Immunsystem-Stimulationen können physiologisch mittels Darmbakterien erfolgen – ein Weg, dem im Rahmen der Mikrobiologischen Therapie eine gesteigerte Aufmerksamkeit gewidmet werden sollte und dem in der Zukunft zweifelsohne eine bedeutendere Rolle zukommen wird.

Dr. D. v. d. Waaij,
Professor emeritus, Med. Mikrobiologie,
Medizinische Fakultät
der Reichsuniversität Groningen,
Niederlande

I.
Geniale Freunde und tödliche Feinde

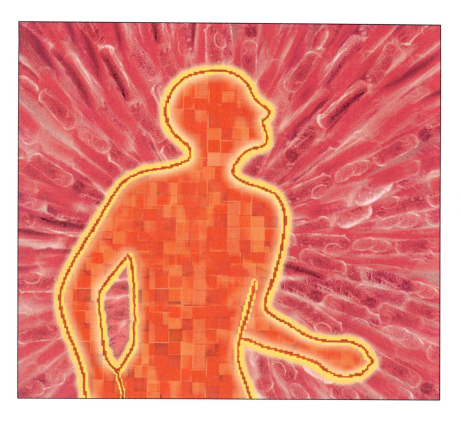

Bakterien gelten gemeinhin als äußerst gefährlich. Dies trifft jedoch nur auf einige Vertreter dieser Organismengruppe zu. Zumeist sind Bakterien unsere genialen Freunde, ohne sie wären wir lebensunfähig.

Abb. 4

Bakterien sind überall

Mikroben

Bakterien

Kokken

Bazillen

Bakterien sind Mikroorganismen. Obwohl durchschnittlich nur ein fünfhundertstel Millimeter groß, bilden diese einzelligen Kleinstlebewesen ein vollständiges biologisches System. Sie erfüllen damit alle wesentlichen Lebenskriterien wie Wachstum, Fortpflanzung und Fortbewegung – ähnlich den Pflanzen, Tieren und Menschen.

Schon seit 3 bis 4 Milliarden Jahren »bevölkern« Bakterien unseren Planeten. Sie haben unterschiedlichste Lebensräume wie Wasser, Boden und Luft erobert und leben auf und in Menschen, Tieren und Pflanzen. Also kurz: überall und dazu in ungeheurer Anzahl. Dementsprechend vielschichtig sind die Aufgaben und der Nutzen unserer Freunde Bakterien, aber auch die verheerenden Schäden, die sie – wenn sie als Feinde auftreten – verursachen können. Doch gleichgültig, ob Freunde oder Feinde, ohne Bakterien ist kein Leben möglich.

■ Bevor wir uns nun näher mit diesen janusgesichtigen Gesellen und ihren unbegrenzten Wandlungsfähigkeiten, ihren positiven wie negativen Eigenschaften beschäftigen, muß zunächst ein wenig Ordnung in das häufig für Laien undurchsichtige Begriffsdickicht rund um die Bakterien gebracht werden:

Mikroben [Mikroorganismen]: Die kleinsten, meist einzelligen Lebewesen; häufig auch im Sinn von »Bakterien« verwandt.

Bakterien [griech.: bakterion = Stäbchen, die zuerst entdeckte Bakterienart]: Einzellige Mikroorganismen ohne Zellkern, die – zusammen mit Blaualgen – den Pflanzen, Tieren und Menschen als selbständiges biologisches System gegenüberstehen. Bis heute sind rund 3.000 Bakterienarten bekannt.

Kokken: Kugelförmige Bakterien, eine Familie der Bakterien mit vielen Gattungen und Arten.

Bazillen: Stäbchenförmige Bakterien, eine Familie der Bakterien mit 48 bekannten Arten. Wichtig für die Mikrobiologie des Bodens bei der Umwandlung organischer Substanzen.

Spirillen: Spiral- oder schraubenförmige Bakterien, eine Familie der Bakterien mit vielen Gattungen und Arten.

»Ur«-Bakterien [wiss.: Archaebacteria]: Erst Anfang der 1970er Jahre entdeckte Bakterien, die selbst unter Extremverhältnissen lebensfähig sind, z. B. bei 110 °C und in hochkonzentrierten Säuren. Diese Entdeckung änderte die bis dahin herrschende Weltanschauung, wonach oberhalb von 100 °C keinerlei Leben möglich sei. »Ur«-Bakterien bewohnten wahrscheinlich bereits vor 3 bis 4 Milliarden Jahren als ursprünglichste Lebensform unseren Planeten.

Viren: Mikropartikel (keine Lebewesen), die sich zu ihrer Vermehrung fremder lebender Zellen in Pflanzen, Tieren oder Menschen bedienen, was häufig zum Tod dieser Wirtszellen führt. Umgangssprachliche Bezeichnung für Krankheitserreger [lat.: virus = Gift].

Bakteriophagen [auch: Bakterienviren]: Viren, die sich Bakterien als Wirtsorganismus suchen. Sie heften sich an die Zelloberfläche und mißbrauchen den Zellstoffwechsel des Bakteriums zu ihrer eigenen Vermehrung.

Prionen: Infektiöse Proteinpartikel, eine Mitte der 1980er Jahre entdeckte, neue Klasse von Krankheitserregern, vererbbar und tödlich, vermutlich Erreger von BSE und der Creutzfeldt-Jakob-Krankheit.

Blaualgen [Cyanobakterien]: Einzellige Mikroorganismen ohne Zellkern mit selbständigem biologischem System; eigentlich keine »echten« Algen. Mutmaßlich die ältesten grünen Organismen der Erde. Nehmen heute eine Schlüsselposition für die Zukunft der Welternährung ein. Vorkommen: in allen Lebensräumen, ausgenommen in der Luft, bevorzugt im Süßwasser.

Algen: Ein- oder mehrzellige Organismen. Ihre fast 30.000 Arten formen eine der sieben Hauptgruppen des Pflanzenreichs. Vorkommen: im Wasser und an feuchten Orten.

Pilze: Lebewesen, deren Zellwände Chitin und / oder Zellulose enthalten (im Unterschied zum Murein bei Bakterien). Die über 100.000 Pilzarten gelten neben Pflanzen und Tieren als eigenständiges Reich. Vorkommen: Boden, Wasser und Luft sowie in nahezu allen Organismen. Bei Menschen, Tieren und Pflanzen können Pilze Infektionskrankheiten [Mykosen] verursachen.

Flechten: 1. In der Botanik die Symbiose aus Blaualgen oder Algen mit

Pilzen. 2. Umgangssprachlich auch für Hauterkrankungen wie u. a. Schuppenflechte [Psoriasis] sowie Haut-, Haar- und Nagelinfektionen [Dermatomykosen].

Nach diesem Ausflug zu einigen wichtigen Fachbegriffen rund um die Bakterien ist verständlich, warum wir im weiteren Verlauf dieses Buches in vielen Fällen die allgemeinere Bezeichnung »Mikroben« verwenden – unter anderem immer dann, wenn neben Bakterien auch andere Mikroorganismen wie z. B. Pilze beteiligt oder gemeint sind.

■ Zurück zu den Bakterien: zu ihrem Aussehen, ihrer Formenvielfalt und großen Anzahl – und im weiteren Verlauf – zu ihrem Aufbau und unbegrenzten Einfallsreichtum, der Bakterien zu genialen Überlebenskünstlern macht.

Die Abbildungen 5 und 6 geben einen kleinen Eindruck, welch kreative Leistungen Bakterien bei ihrer

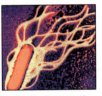

Begeißeltes Stäbchenbakterium (*Salmonella*), rasterelektronenmikroskopische Kontrastfarbenaufnahme

Abb. 5

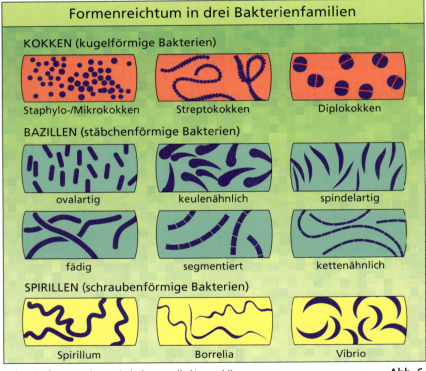

Bakterienformen schematisch dargestellt (Auswahl) Abb. 6

14

FREUNDE UND FEINDE

optischen und funktionellen Gestaltung erbracht haben, und die Abbildung 7 zeigt das Grundschema des inneren Aufbaus einer Bakterie:

Die Zellkörper von Bakterien sind deutlich kleiner und einfacher ausgebildet als die Zellen von vielen anderen Mikroorganismen, Pflanzen, Tieren und Menschen. Der Zellkern fehlt und ist durch ein *Nukleoid* ersetzt, das höchstens 1/1.000 der genetischen Information (DNS) höher entwickelter Zellen enthält. DNS kann aber auch in den *Plasmiden* vorkommen. Das Zellplasma enthält *Ribosomen* und *Membrankörper* und ist von einer *Zytoplasmamembran* umschlossen. Schutz und Form erhalten die Zellen der meisten Bakterien durch eine relativ feste und elastische Murein-*Zellwand*, häufig umhüllt von einer *Kapsel*. Ein Großteil der Bakterienarten ist mobil: Viele können sich mit *Geißeln* propellerartig fortbewegen – bis zu 12 mm pro Minute, andere, unbegeißelte gleiten auf einem Schleim. Artgleiche »Verwandte« erkennen Bakterien mit Hilfe feiner Härchen, *Fimbrien* genannt, von denen einige bei Spenderzellen als Geschlechtsfimbrien ausgebildet sind. Die Vermehrung erfolgt in der Regel durch unaufhaltsam aufeinanderfolgende Zweiteilungen – und zwar derart rasant, daß unter optimalen Bedingungen bereits nach zwölf Stunden aus jedem einzelnen Bakterium 5 bis 6 Milliarden entstehen. Hier erkennen wir ein wesentliches Bakterienphänomen: Bakterien durchlaufen in wenigen Tagen Hunderte bis Tausende von Generationen und entsprechend viele Evolutionsschritte. Menschen würden dafür Jahrtausende benötigen!

Obwohl Bakterien zu den einfachsten und kleinsten Lebewesen zählen, sind sie dennoch komplexe und komplett ausgestattete Individuen. Zudem verfügen sie über einmalige, phantastische Fähigkeiten, die sie von allen anderen Lebewesen unterscheiden.

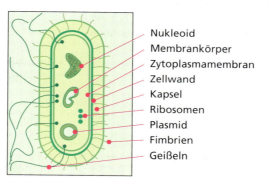

Nukleoid
Membrankörper
Zytoplasmamembran
Zellwand
Kapsel
Ribosomen
Plasmid
Fimbrien
Geißeln

Zellaufbau von Bakterien, nahezu bei allen Bakterienarten ähnlich

Abb. 7

Eine Bakterie vermehrt sich pro Tag auf über 10 Milliarden

Nicht Adam und Eva, sondern Bakterien waren der Anfang

Wendepunkt vor 1,5 Mrd. Jahren: Eukaryotenzellen

Haben Bakterien auch den Mars bewohnt?
Das fundamentale Rätsel über Leben auch außerhalb unseres Planeten wurde möglicherweise durch den Meteorit ALH84001 gelöst: 4,5 Milliarden Jahre alt, 1984 in der Antarktis geborgen und 1993 eindeutig als Mars-Meteorit identifiziert, wurden in den Folgejahren in diesem Gestein mikrofossile Strukturen erkannt, die fossilen Bakterien entsprechen. Ob Realität, Vision oder nur irdische Veränderungen – das wird die Zukunft weisen.

Bakterien sind nicht nur überall, Bakterien sind das Leben

Versucht man die Bedeutung der Bakterien für die Entwicklung des Lebens auf unserer Erde zu begreifen, ist ein Vergleich mit den Evolutionsschritten beim Menschen hilfreich: Vom Urmenschen bis heute sind schätzungsweise 6 Millionen Jahre vergangen – also mehr als zweihunderttausend Generationen. Das gleiche Evolutions-Quantum bewältigen Bakterien etwa alle 6 Jahre – und das schon seit unermeßlichen 3 bis 4 Milliarden Jahren! Gut nachvollziehbar wird – bei derart vielen Entwicklungsschritten – die Anpassungsfähigkeit und Bedeutung von Bakterien. Die meisten von ihnen haben diese »Ewigkeit« unter äußeranhaltenden widrigsten Umständen als einzige überlebt, während unzählbar viele andere Spezies aussterben mußten. Sie scheinen unausrottbar – und das ist auch gut so, denn sie sind Teil unseres »Urlebens« und Lebens.

Nach heutigem Wissensstand gilt, daß sich alles Leben auf der Erde aus Einzellern entwickelt hat. Diese »Erstzellen« waren der Ausgangspunkt eines unnachahmlichen Evolutionsprozesses: Mikroorganismen konnten sich entwickeln, unser Planet wurde begrünt, die Atmosphäre veränderte sich, intelligentes Leben entstand. Die mikroskopischen Ähnlichkeiten aller heute lebenden Organismen sind so groß, daß kaum mehr nennenswerter Zweifel an folgender Erklärung besteht:

Aus den »Erstzellen« und weiteren »Ur«-Zellen entstanden nach heutiger Kenntnis als erster echter Lebensbeweis Bakterien – die Archaebakterien, auch »Ur«-Bakterien genannt. In der nebenstehenden Abbildung 8 ist dieser Evolutionsweg bis hin zu uns Menschen schematisch aufgezeigt. Der Wendepunkt war zweifellos erreicht, als vor rund 1,5 Milliarden Jahren aus den eher simplen und kleinen prokaryotischen Zellen zusätzlich die wesentlich komplexeren eukaryotischen Zellen entstanden. Das sind die Zellen, die wir heute in allen Pflanzen, Tieren und Menschen vorfinden. Ein wesentlicher Unterschied zwischen diesen zwei Zelltypen ist, daß die Eukaryoten über einen echten Zellkern und Zellorganellen wie Chloroplasten (in Pflanzenzellen) und Mitochondrien verfügen. Die der Photosynthese bzw. Zellatmung dienenden Organellen lassen sich nach der Endosymbionten-Theorie auf ehemals eigenständige Bakterien und Blaualgen zurückführen, die von anderen eukaryotischen Zellen aufgenommen wurden. Welche Vorgänge es den Eukaryoten ermöglicht haben, im Zuge der Evolution multizelluläre Organismen wie Pflanzen, Tiere und Menschen hervorzubringen, liegt heute noch zum großen Teil im dunkeln.

Ohne Zweifel stehen Bakterien und andere Mikroben am Anfang des Lebens auf der Erde, und heute leben sie überall. An dieser Stelle schließt sich der Evolutionskreis, kein höherentwickeltes Leben wäre ohne Bakterien möglich und denkbar. Einige Beispiele mögen das verdeutlichen:

■ Der Kreislauf der Stoffe ist der fundamentalste Prozeß auf unserer Erde. Hierbei wird auch Kohlenstoff in Kohlendioxid (CO_2) rückgeführt. Ohne Mikroben wäre der CO_2-Vorrat jedoch in wenigen Jahrzehnten verbraucht, und keine grüne Pflanze könnte überleben. Alle Bodennährstoffe wären bald erschöpft und somit auch die Nahrungskette für Pflanze, Tier und Mensch. Mikroben entsorgen abgestorbene Pflanzen, Tierkadaver und unseren Müll – sonst würden wir darin »ersticken«. Pilze tragen im Haushalt der Natur entscheidend zur Bodenbildung und -fruchtbarkeit bei. Blaualgen machen sich als Erstbesiedler z. B. in Sandwüsten nützlich, sind Nahrung für viele Wassertiere. Zudem werden sie zur Ertragssteigerung beim Reisanbau eingesetzt und als Proteinquelle für Mensch und Tier gezüchtet.

Bakterien und andere Mikroben besiedeln alles – überall wimmelt es von ihnen. Auf und in jeder Pflanze, jedem Tier und Menschen, im Was-

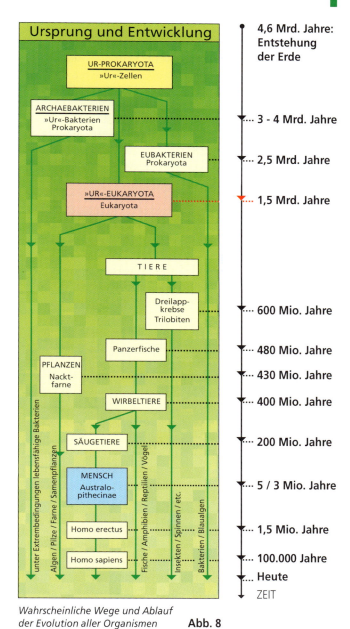

Wahrscheinliche Wege und Ablauf der Evolution aller Organismen **Abb. 8**

aerob: Sauerstoff zum Leben benötigend

anaerob: ohne Sauerstoff lebensfähig

pH: Maß für die Wasserstoffionen-Konzentration

ser, im Boden und in jedem Kubikmeter Luft. Viele von ihnen wie z. B. Darmbakterien können sogar ohne Sauerstoff leben, denn sie sind – je nach Art – aerobe oder anaerobe Organismen. Rund 3.000 Bakterienarten sind gegenwärtig bekannt und erfaßt, dazu über 150.000 Pilzarten. Doch wir kennen mit Sicherheit nur einen Teil aller wirklich existierenden Mikrobenarten, denn jährlich werden neue entdeckt, und kein Ende ist in Sicht. Die Evolution steht nun mal nicht still, und so entstehen fortwährend neue Arten.

Unbegrenzt einfallsreich und anpassungsfähig

Noch heute findet sich in Lehrbüchern das alte Märchen der Internisten, wonach kein Mikroorganismus den Magen lebend passieren könne – der Magen sei eine sterile Schranke! Tatsächlich existiert diese Schranke aber für eine Vielzahl von Mikroben nicht. Anders ist es nicht erklärbar, wie oral eingedrungene oder zugeführte Keime Darminfektionen verursachen können. Zahlreiche Untersuchungen belegen, daß oral verabreichte physiologische Mikroorganismen vor allem im Augenblick der Nahrungsaufnahme problemlos durch den Magen geschleust werden. Der Speisenbrei puffert die Salzsäure ab und bildet genügend Nischen, so daß die Mikroben in den Dünndarm und Dickdarm gelangen können.

Drüsen in der Magenwand erzeugen für Verdauungsaufgaben Salzsäure in konzentrierter zersetzender Form mit einem pH-Wert von nur 1 bis 2. Manche Mikroorganismen können aber in dieser extrem lebensfeindlichen Umgebung bestens siedeln. Spezialisierte und angepaßte Mikroben bewohnen sogar schwefelige, säurehaltige Gewässer – würden wir da mit Lederschuhen hineintreten, zerfräße es die Schuhe sofort. Mikroben sind Überlebenskünstler: In kochendheißen Geysiren, wie sie z. B. in Island oder im Yellowstone National Park in den USA vorkommen, leben Blaualgen und Archaebakterien. Selbst in tiefen, unterseeischen Quellen mit Temperaturen von 120 bis 130 °C und mehreren Tonnen Wasserdruck fühlen sich einige Mikroben außerordentlich wohl.

Wie pfiffig und einfallsreich Mikroben sein können, beweist ein fadenförmiges Bakterium mit seiner Methode, die Schleimhautoberfläche von Dünndarmzotten beim Menschen zu besiedeln. Obwohl sich diese gesamte Oberfläche in der Regel alle 3 Tage erneuert, kann sie trotzdem von der Fadenmikrobe dauerhaft bewohnt werden: Die Mikrobe verankert sich in einer Gewebezelle und bildet nach unten wachsende Fadenschläuche, die sich wiederum verankern. Schließlich reißen die Fadenschläuche unten ab, und aus den Abrißstellen wachsen erneut Fäden. Indem sich dieser gesamte Vorgang stetig wiederholt – eine regelrechte Brückenschlag-Strategie –, wandert die Fadenbakterie in dem Maß an den Dünndarmzotten hinunter, wie die erneuerten Schleimhautzellen gegenläufig nach oben wandern. Das Resultat: Die Mikrobe sichert sich die ständige Besiedlung dieser Schleimhautoberfläche, ohne durch die Oberflächenerneuerung vernichtet zu werden.

Ein anderes Beispiel: Die Fimbrien von Bakterien verfügen über Adhäsine, gewissermaßen Molekülarme mit Händchen. Damit tasten sie die Oberfläche von Schleimhautzellen ab und suchen nach Stellen zum Festhalten. Die Schleimhautzellen formen ebenfalls molekulare Strukturen mit Rezeptorfunktionen als Gegenstück. Die Fimbrien-Adhäsine erkennen diese Rezeptoren; es kommt zu einer Art Schlüssel-Schloß-Reaktion, die dem Bakterium ermöglicht, sich an der Schleimhaut anzuheften und diesen von ihr bevorzugten Platz zu besiedeln.

Mit dem gleichen Andockmechanismus gelangen Darmkrankheiten erzeugende Mikroben in das Innere von Schleimhautzellen, wo sie Infektionszyklen einleiten. Bei einem gut funktionierenden Schleimhaut-Immunsystem blockieren Immunglobuline die Adhäsine der Krankheitserreger, und symbiontische Mikroben besetzen die Schleimhaut-Rezeptoren. Auf diese Weise können die Eindringlinge nicht andocken.

Abtasten und andocken

Grenzbereiche zwischen belebt und unbelebt – was ist Leben?

Die Vielzahl der Mikroben und anderer Mikropartikel bringt naturgemäß auch eine unermeßliche Vielseitigkeit mit sich. Vor allem müssen wir gleichzeitig mit der Kehrseite der unendlichen Anzahl unserer »Mikrofreunde« leben, den »Mikrofeinden«. Diese greifen ganze Lebensräume an bis hin zur totalen Zerstörung. Sie können Ernten vollständig vernichten, Organfunktionen fehlsteuern, als Krankheitserreger heftige Infektionen verursachen und vieles mehr.

Bei dem Stichwort Krankheitserreger ist unbedingt ein erster kurzer Abstecher zu den Viren erforderlich: Das sind die seit Jahrhunderten gefürchteten Verursacher von z. B. Gelbfieber, Masern, Pocken, Tollwut, und in jüngerer Zeit sind sie u. a. die Verursacher für AIDS. Doch es sei mit Nachdruck betont, Viren sind keine Bakterien – auch wenn beide lange Zeit, weil noch unerforscht, als eine Organismengruppe angesehen wurden. [›Chlamydien‹ und ›Rickettsien‹, früher ›Große Viren‹ genannt, sind jedoch sehr

Viren sind weder Bakterien noch Organismen

Molekül: kleinste Einheit eines Stoffes, aus mindestens zwei Atomen zusammengesetzt

wohl Bakterien.] Aus dieser Unkenntnis lassen sich wahrscheinlich viele der bis heute häufig hartnäckigen Begriffsverwechselungen erklären.

Viren sind Parasiten. Sie können sich ausschließlich durch Zellen fremder Organismen fortpflanzen und fortbewegen, außerdem verfügen sie nicht über die Lebensfunktionen Atmung, Stoffwechsel und Energiegewinnung. Viren sind also keine Lebewesen, sondern biologische Strukturen / Molekülzusammensetzungen, die als eigenständige »Spezies« im Grenzbereich zwischen belebter (organischer) und unbelebter (anorganischer) Natur einzuordnen ist. Diese Niemandsland-Einteilung erfolgt ungeachtet der »Was ist Leben«-Auseinandersetzung, denn da haben Biologen, Chemiker, Physiker oder gar Theologen verständlicherweise ohnehin unterschiedliche Ausgangspunkte.

Für die Medizin sind derartige Zuordnungen und Klassifizierungen insofern von großer Bedeutung, als sie Voraussetzung für die Ursachenerforschung von Krankheiten und die Entwicklung wirkungsvoller Gegenmaßnahmen sind. Ständig verfeinerte Analyseverfahren ermöglichen es, *Phylogenese*, *Ontogenese* und andere Geheimnisse der Mikrowelt Schritt für Schritt zu entschlüsseln. Deshalb müssen wir immer wieder *taxono-*

mische Einordnungen korrigieren, Lehrbuchmeinungen revidieren und lernen auf diesem Weg zugleich, in besserer Partnerschaft mit den Mikroben zu leben und ihre Wunderwelt für uns zu nutzen. Medizinisch bedeutsam sind heute Bakterien, Viren und Pilze – die medizinisch wichtigsten Bakterien sind in der nebenstehenden Abbildung 9 aufgezeigt.

Phylogenese: Entstehung und Stammesentwicklung von Organismen, Pflanzen und Tieren.

Ontogenese: Entwicklung eines Individuums, von der Befruchtung über die Geburt bis zum Tod.

Taxonomie: Einordnung von Organismen in systematische Kategorien.

FREUNDE UND FEINDE

Übersicht medizinisch wichtiger Bakterien

Familie	Gattung	Familie	Gattung
I. BAKTERIEN MIT STARRER ODER FLEXIBLER ZELLWAND (n)		**6. Anaerobe Kokken**	
		Veillonellaceae	Veillonella
1. Spirochäten		Peptococcaceae	Peptococcus
Spirochaetaceae	Borrelia		Peptostreptococcus
	Treponema	**7. Rickettsiales**	
Leptospiraceae	Leptospira	Rickettsiaceae	Coxiella
			Rickettsia
2. Andere spiralartige Bakterien			Rochalimaea
	*Aquaspirillum	Bartonellaceae	Bartonella
	*Bdellovibrio		
	*Campylobacter	**8. Chlamydiales**	
	*Spirillum	Chlamydiaceae	Chlamydia
	*Helicobacter		
		II. BAKTERIEN MIT KAPSEL (p)	
3. Aerobe Stäbchen und Kokken			
Pseudomonadaceae	Pseudomonas	**1. Aerobe und fakultativ anaerobe Kokken**	
	Xanthomonas	Micrococcaceae	Micrococcus
Legionellaceae	Legionella		Staphylococcus
Neisseriaceae	Acinetobacter	Streptococcaceae	Streptococcus
	Branhamella		Enterococcus
	Kingella		
	Moraxella	**2. Endosporenbildende Stäbchen und Kokken**	
	Neisseria	Bacillaceae	Bacillus
	*Alcaligenes		Clostridium
	*Bordetella		
	*Brucella	**3. Aerobe Stäbchenbakterien**	
	*Flavobacterium	Lactobacillaceae	Lactobacillus
	*Francisella		*Listeria
			*Erysipelothrix
4. Fakultativ anaerobe Stäbchen			
Enterobacteriaceae	Citrobacter	**4. Unregelmäßig geformte Stäbchen**	
	Edwardsiella		*Corynebacterium
	Enterobacter		*Eubacterium
	Erwinia		*Propionibacterium
	Escherichia		
	Hafnia	**5. Bakterien mit Neigung zu Verzweigung / Fadenbildung**	
	Klebsiella	Actinomycetaceae	Actinomyces
	Morganella		Arachnia
	Proteus		Bacterionema
	Providencia		Bifidobacterium
	Salmonella	Mycobacteriaceae	Mycobacterium
	Serratia	Dermatophilaceae	Dermatophilus
	Shigella	Nocardiaceae	Nocardia
	Yersinia		Pseudonocardia
Vibrionaceae	Aeromonas	Streptomycetaceae	Streptomyces
	Photobacterium		
	Plesiomonas	**III. BAKTERIEN OHNE FESTE ZELLWAND**	
	Vibrio		
Pasteurellaceae	Actinobacillus	**Mycoplasmatales**	
	Haemophilus	Mycoplasmataceae	Mycoplasma
	Pasteurella		Ureaplasma
	*Calymmatobacterium	Acholeplasmataceae	Acholeplasma
	*Cardiobacterium		
	*Chromobacterium	**IV. BAKTERIEN MIT ANDERSARTIGER ZELLWAND**	
	*Eikenella		
	*Gardnerella	Archaebacteria. Phylogenetisch alte Bakteriengruppe, mit Zellwänden ohne Mureinsäure. Bakterien in extremen ökologischen Bereichen.	
	*Streptobacillus		
	*Zymomonas		
5. Anaerobe Stäbchen			
Bacteroidaceae	Bacteroides		
	Fusobacterium		
	Leptotrichia		

n) meist gramnegativ

p) meist grampositiv

*) Bakterien, die keiner Familie zugeordnet sind

Gramnegativ / grampositiv: »Negativ« und »positiv« bedeuten hier nicht »böse« oder »gut«, sondern beziehen sich auf unterschiedliche Bakterieneigenschaften. Gramnegativ: differenzierter Aufbau von Zellwand und Kapsel; grampositiv: einfacherer Aufbau der Zellwandstruktur [Gram-Färbung: Bakterien-Unterscheidungsmethode durch Zellwandeinfärbung, benannt nach dem dänischen Bakteriologen H. C. J. Gram]

Klassifikation wichtiger Bakteriengattungen   **Abb. 9**

Krankheitserreger machen Schlagzeilen

Die Anwendung des antibiotischen Prinzips ist ein Segen, richtig eingesetzt, auch heute

Resistenz: Bakterien-Widerstandsfähigkeit gegenüber Antibiotika

Wir haben den Krieg gegen die Bakterien verloren. Mit solchen oder ähnlich dramatischen Aussagen werden wir seit Mitte der neunziger Jahre weltweit öffentlich konfrontiert. Fachblätter informieren zunehmend, Fernseh-Gesundheitssendungen warnen eindringlich, fette Überschriften in der Laienpresse verbreiten immer neue Hiobsbotschaften; selbst Hochschulprofessoren und Gesundheitsinstitutionen sind besorgt und alarmieren ganz offiziell.

Woher kommt dieser plötzliche Erkenntnisruck? Wie müssen wir das verstehen? Zum einen: Gemeint sind Krankheitserreger im allgemeinen – nicht nur Bakterien, sondern auch Viren und die von ihnen verursachten Krankheiten, Seuchen und Resistenzen. Zum zweiten: Wie bei jedem Krieg wurden zuvor Grenzen deutlich und anhaltend überschritten, in diesem Fall von uns Menschen. Zum dritten: Für Mikrobiologen ist diese Erkenntnis überhaupt nichts Neues. Sie warnen schließlich schon seit Jahrzehnten und fordern, daß die Spielregeln im Miteinander zwischen Mensch und Mikroorganismen bzw. Erregern besser befolgt werden müssen – und zwar in allen Lebensbereichen, insbesondere aber in der täglichen medizinischen Praxis.

Wie konnte das passieren?

Vor nicht allzu langer Zeit entdeckte Alexander Fleming das antibiotische Prinzip, wofür er sogar zum »Sir« geadelt wurde. Das war auch in Ordnung, denn die Entdeckung des Penicillins bedeutete zweifellos einen Segen für die Menschheit. Endlich war ein Mittel gegen bakterielle, zum Teil lebensbedrohliche Infektionen gefunden worden!

Unwissend, manchmal auch verblendet, nutzte die Menschheit dieses Potential aber häufig nicht richtig. Antibiotika wurden und werden vielfach bei relativ harmlosen, durchaus nicht bedrohlichen Erkrankungen wie z. B. grippalen Infekten mißbräuchlich eingesetzt. Als Folge haben wir es heute mit rasant zunehmenden Bakterienresistenzen zu tun.

Zwar gelang es uns, durch technische Fortschritte und wissenschaftlichen Tatendrang kontinuierlich tiefer in den Mikrobenkosmos einzudringen, doch stand dabei fälschlicherweise lange Zeit der »Mikroben sind Feinde«-Gedanke im Vordergrund. Das Resultat ist ein unerbittlicher Wettlauf: fortwährend neue Bakterienvernichter kontra stets neue Bakterienresistenzen. Auf diese Weise führen wir Menschen einen derart unsinnigen Krieg gegen die Mikroben, daß Sieg oder Niederlage nur noch Zufall sind!

Der engagierte Kampf gegen die Bakterien konnte den Viren zwangsläufig nichts anhaben, denn kein einziges Antibiotikum war und ist gegen Viren wirksam – und Vorsorgeimpfungen können weltumspannend nur lückenhaft durchgeführt werden. So konnten sich auch diese Erreger regenerieren, neue Formen hervorbringen und erneut ausbreiten.

Insektizide, Pestizide, Fungizide, Bakterizide. Mit unserem Eingriffs- und Vernichtungsdrang ist es gelungen, nahezu alle Systeme global zu schädigen: unsere Umwelt, alle Pflanzen und Tiere wie auch das natürlich vorhandene menschliche Abwehrsystem.

Die Weltpresse alarmiert

In der US-amerikanischen »Time« wird beispielsweise in einer Titelgeschichte über »*Die Rache der Killer-Mikroben*« berichtet, und die »Financial Times« spricht gar von der »*Rückkehr menschentötender Mikroben*«. In Weltbestsellern wie »*Superbug – die Rache der Natur*« ist nachzulesen, warum Antibiotika Krankheiten hervorrufen können. »*Seuchenrisiko*« heißt es unmißverständlich in der »Frankfurter Allgemeine Zeitung« und weiter, »*die Zahl der Infektionen nimmt ständig zu*«. Mit Worten wie »*Weltsensation*« und »*medizinische Überraschung des Jahrhunderts*« hält der deutsche »Spiegel« neuesten wissenschaftlichen Indizien folgend eine Bakterie der Gattung Chlamydia für dringend tatverdächtig, hauptbeteiligt beim Drama Herzinfarkt und Schlaganfall zu sein. Das schweizerische Nachrichtenmagazin »Facts« informiert in einem Leitartikel: »*Tuberkulose und Lungenentzündung galten als besiegt – jetzt schlagen die Bakterien zurück.*«

Das alles klingt ungeheuer bedrohlich. Wieso erscheinen in letzter Zeit derart viele Berichte zum Thema Krankheitserreger – selbst in seriösen Blättern mit ungewöhnlich dramatischen Worten?

Sind es in erster Linie verbesserte Untersuchungsmethoden, die Wis-

Antibiotika sind gegen Viren unwirksam

Globalschädigung natürlicher Systeme

Eine weltweite Kontrolle aller Erreger ist unmöglich

senschaftler immer wieder neue Erreger im Mikrokosmos und deren unheilvolles Treiben entdecken lassen? Ist es die Sensationslust der Medien, weshalb wir quasi im 24-Stundentakt mit Mikrobennachrichten konfrontiert werden – weil sich Schreckensbotschaften so hervorragend verkaufen lassen? Oder ist es das allgemein gesteigerte Gesundheitsbewußtsein, das uns diesen mikrobiellen Trend beschert?

Richtig ist, ständig verfeinerte Untersuchungsmethoden führen zu immer neuen Erkenntnissen. Richtig ist auch, das Gesundheitsbewußtsein ist gestiegen, und diesen Trend hat unsere Kommunikationsgesellschaft dankbar als ergiebiges Nr. 1-Thema aufgegriffen.

Die eigentliche *Ursache* ist jedoch, daß wir unglaubliche Fehler gemacht haben: Massenimpfstoffe gegen die großen bekannten Seuchen wurden entwickelt, ihr Einsatz konnte jedoch weltweit nicht konsequent erfolgen. Immer neue Antibiotika-Generationen mit breiten oder spezialisierten Wirkspektren eroberten über die Allianz Pharmaindustrie / Ärzteschaft den Markt. Sie wurden gegen alle bakteriellen und häufig auch gegen nichtbakterielle Erreger zuversichtlich und mit zunächst auch vordergründigem Erfolg eingesetzt. Alles schien in bester Ordnung und unter Kontrolle. Nur eine begrenzte Anzahl von Fachleuten – vor allem Mikrobiologen, Mikroökologen und Virologen – sahen das anders. Sie sollten leider recht behalten: AIDS, BSE, Paprika als »Salmonellen-Zoo«, mikrobenbefallener Salat aus Zimbabwe etc. zeugen davon.

Wir hatten in unserem verhängnisvollen und grenzenlos optimistischen Glauben, alles manipulieren zu können, »die Rechnung ohne den Wirt bzw. den Mieter gemacht«: Eine Mikrobenart, die gestern noch in ihrem angestammten und uns bekannten Revier gelebt hat, kann schon heute an nie für möglich gehaltenen Orten entdeckt werden. Und morgen taucht sie vielleicht an wieder ganz anderen Stellen auf – dazu noch in unerwartet veränderter Gestalt. Mikroben wie Viren dringen bis in die hintersten Winkel vor und erobern unaufhörlich fremde Territorien. In diesem Labyrinth aus überall und jederzeit gerät der Homo sapiens zunehmend ins Hintertreffen.

FREUNDE UND FEINDE

Aus der Geschichte der Medizin

Unter dem Aspekt »ursächlich und ganzheitlich heilen oder vorbeugen« ist die Geschichte der Medizin eng mit der Geschichte der Mikrobiologie verbunden. Mit wachsender Kenntnis über die Welt des Unsichtbaren konnte auch die Heilkunde Fortschritte machen.

Behandlungsmittel und -methoden gibt es von alters her, und ständig werden neue entwickelt. Doch alle linderten nur die ausgebrochene Krankheit, unterdrückten Begleiterscheinungen oder beschleunigten die Gesundung. Ernsthaft wirksam bekämpfen kann man Infektionskrankheiten und Seuchen aber erst durch die Identifikation der Verursacher. Vor diesem Hintergrund ist es kein Wunder, daß nicht nur die moderne Schulmedizin Erkenntnisse der Mikrobiologie anwendet. Letztlich hat die Naturheilkunde hier gleichermaßen ihre Wurzeln – wenn auch in der Vergangenheit unerkannt. Statt dessen gab es generationsgereifte Erfahrungswerte über heilende Kräuterbehandlungen, vorbeugende Elixiere und kräftigende Tropfen.

Das Dilemma mit den Krankheitserregern ist, sie sind nicht sichtbar oder richtiger, wir konnten sie die längste Zeit nicht sehen. Sie waren schlichtweg unerkannt und ließen sich deshalb allem Wissensdurst zum Trotz auch nicht nachweisen. Erstes Licht ins Dunkel des Mikrokosmos brachten das »optische Zeitalter« und die Möglichkeit, Mikrobenkulturen zu züchten. Doch es dauerte immerhin bis in die erste Hälfte des 20. Jahrhunderts, bevor eine fundierte wissenschaftliche Differenzierung zwischen Viren und Bakterien erfolgen konnte.

Krankheitserreger im Spiegel von 4000 Jahren

▶ **1700 v. Chr.:** Erste Zeugnisse virusbedingter Krankheiten durch König *Hammurapi v. Babylon*.

▶ **460 – 323 v. Chr.:** Bei *Aristoteles* und *Hippokrates* finden sich Hinweise auf Malaria, Masern, Pest, Pocken und Tollwut.

▶ **200:** Seuchendarstell. aus China.

Zunehmende Erforschung der Mikrostrukturen steigert den Erfolg medizinischer Maßnahmen

Epidemie: stark verbreitete, aber begrenzte Seuche; **Pandemie:** grenzüberschreitende Seuche

Das Zeitalter der Mikrobiologie beginnt 1683

▶ **300 – 568:** Die Völkerwanderungen werden von Rinderpest, Maul- und Klauenseuche begleitet.

▶ **1348 – 1350:** Die Pest grassiert in Europa. Die folgenden 400 Jahre sind durch unzählige Pandemien des Schwarzen Todes bestimmt. Aus Angst und Unkenntnis wird nahezu jedwede ansteckende oder weitverbreitete Krankheit der Schwarzen Pest zugeordnet – und die wird als Gottes Zorn über die sündige Menschheit angesehen.

▶ **14. Jahrhundert:** Die Ansteckungsgefahr Gesunder durch den Kontakt mit Kranken wird erkannt und beschrieben.

▶ **15. Jahrhundert:** Die Quarantäne wird erstmals praktiziert.

▶ **1576:** Der niederländische Forscher *C. Clusius* entdeckt, daß mit dem Saft buntstreifiger Tulpen auch bei einfarbigen Tulpen Buntstreifigkeit erzeugt werden kann. Der Beweis, daß diese Buntstreifigkeit virusbedingt ist, gelingt jedoch erst 1928.

▶ **1627 – 1705:** Mutmaßlich erster biologisch-wissenschaftlicher Ansatz, die Artenbegriffe zu definieren – nach *J. Ray* sind alle Arten gleichzeitig erschaffen worden, ergo gleich alt.

▶ **1671:** *A. Kircher* sucht im Blut von Pestkranken nach lebendigen Infektionskeimen – der erste Schritt in die Bakteriologie.

▶ **1683:** Der Niederländer *A. van Leeuwenhoek* erkennt mit Hilfe selbstgefertigter, bis zu 270fach vergrößernder Mikroskope »unscheinbare und sich fröhlich bewegende Tierchen«. Seine Zeichnungen zeigen bereits die Bakterien-Grundformen Stäbchen, Kugel und Schraube. Die Welt der Mikroben war entdeckt, das Zeitalter der Mikrobiologie begann.

▶ **1707 – 1778:** *C. v. Linné* legt dar, daß nur die Gattungen beim Schöpfungsakt gleichzeitig gebildet worden seien, die Arten dagegen wären erst im weiteren Verlauf entstanden.

▶ **1786:** Mit einem Mikroskop beobachtet der Däne *O. F. Müller* Bakterien und gibt ihnen die heute noch gültigen Namen Bacillus, Spirillum und Vibrio. Das ist zugleich der erste Versuch, die Mikroorganismen zu ordnen.

▶ **1798:** Daß eine geringfügige Kuhpockeninfektion Menschen schützt, findet der englische Arzt *E. Jenner* heraus und führt die erste Pockenschutzimpfung durch.

▶ **1809:** Der französische Naturforscher *J.-B. Lamarck* zeigt erstmals auf, daß Pflanzen und Tiere von andersartigen Lebewesen abstammen und führt den Begriff »Biologie« ein. Für die Veränderung der Lebewesen seien im Verlauf langer Zeiträume Umwelteinflüsse, Vervollkommungstrieb und Gebrauch bzw. Nichtgebrauch von Organen verantwortlich.

▶ **1831 – 1919:** Nach einer Weltreise vertritt *Ch. Darwin* die Ansicht von der Veränderung der Arten im Verlauf der Erdgeschichte und begründet die wissenschaftliche Abstammungslehre. Durch *E. Haeckel* – der als erster den Menschen in die Organismenentwicklung einbezieht – und *A. Wiesemann* bestätigt und weiterentwickelt, wurde diese Darwinsche Lehre zum biologischen Allgemeingut.

▶ **1832:** Die Cholera erreicht Paris, die erste von fünf europaweiten Cholera-Pandemien bis zum 1. Weltkrieg (1830 bis 1838, 1847 bis 1858, 1865 bis 1875, 1884 bis 1896, 1902 bis 1914).

▶ **1850:** Die ersten krankheitserregenden Bakterien werden beim Milzbrand erkannt, nicht jedoch die Bedeutung dieser Stäbchen.

▶ **1860:** Der Schweizer Botaniker *S. Schwendener* entdeckt das Wesen der Symbiose bei Flechten als Lebensgemeinschaft zwischen Algen und Pilzen.

▶ **1860 – 1894:** *L. Pasteur* und *R. Koch* erkennen Mikroben als Infektionsursache und entwickeln Impfstoffe gegen Cholera, Rotlauf, Milzbrand und Tuberkulose. Die Erreger von Typhus, Diphtherie, Tetanus und Pest können isoliert werden. *Pasteur* weist nach, daß durch Mikroben alle Gärungs- und Fäulnisvorgänge entstehen, und führt die Sterilisation zum Schutz vor Bakterien ein. *Koch* weist erstmals einen lebenden Mikroorganismus, den Tuberkelbazillus, als Infektionserreger nach und entwickelt zugleich bahnbrechende Untersuchungsmethoden.

▶ **1870:** Der norwegische Arzt *A. Hansen* bestimmt den Lepraerreger.

▶ **1880:** Der französische Arzt *Ch. L. A. Laveran* entdeckt die Malaria-Parasiten.

▶ **Bis Ende 19. Jahrhundert:** Miasmen dienen jahrhundertelang als Erklärung für Seuchen – Todesdämpfe aus Gruften verursachen angeblich Cholera, Influenza und Pest.

▶ **1898:** Der Erreger der Maul- und Klauenseuche wird von *F. Loeffler* und *P. Frosch* herausgefiltert. Die Wissenschaftler ahnen, eine andere Gruppe von »Lebewesen« entdeckt zu haben. Die Möglichkeit, Bakterien von Viren zu unterscheiden, ist erstmals gegeben.

Robert Koch, Wegbereiter der modernen medizinischen Bakteriologie

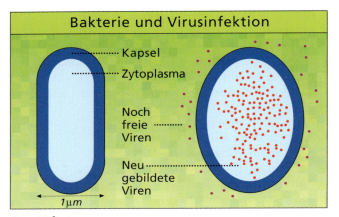

1 μm (10^{-6}): der 1millionste Teil eines Meters = 1/1.000 mm

Abb. 10

DNS: Desoxyribonukleinsäure, Träger der genetischen Information

Erstes Antibiotikum

Das gesunde Bakterium (links) wird als Wirtszelle mißbraucht: In sie injizieren ursprünglich freie Viren ihre DNS. Bereits nach einer guten Stunde haben sich über die Synthesesteuerung neue Viren gebildet, Wirtszellen-DNS wurde abgebaut und neusynthetisierte Virus-DNS ist in Proteinhüllen verpackt (violette Punkte rechts). Die Bakterienzelle (rechts) wird platzen und Hunderte von Viren freigeben.

▶ **Ab 1900:** Viren werden als eigenständige und besondere Krankheitserreger anerkannt – zunächst jedoch, ohne daß man sie mikroskopisch nachweisen kann. Ab 1930 werden allmählich ihre Vermehrungsvorgänge aufgeklärt – die Erforschung der Viren gewinnt an Bedeutung.

▶ **1915:** Bakteriophagen – Viren, die Bakterien als Wirtsorganismus nutzen – werden zu gleicher Zeit von *v. D'Erelle* und von *Twert* entdeckt.

▶ **1928:** *A. Fleming* entdeckt die bakterientötende Wirkung von »Penicillin«.

▶ **1938/39:** Die ersten elektronenoptischen Viren-Abbildungen gelingen *B. v. Borries* und *M. v. Ardenne* durch die Erfindung eines Elektronenstrahlen-Mikroskopes mit bis zu 600.000facher Vergrößerung. Eine neue Welt wird sichtbar.

▶ **1944:** *O. T. Avery* erkennt die DNS als transformierende Ursache bei Bakterien.

▶ **1953 – 1956:** Die DNS-Struktur und das eigentlich infektiöse Prinzip der Viren werden nachgewiesen. Das ist entscheidend für die Molekularbiologie der letzten Jahrzehnte und ein bis heute nachhaltiger Anstoß für die gesamte Virologie.

▶ **Ab 1960:** Nach Experimenten ab 1922 gewinnt die Mikrobielle Therapie – die Behandlung von Immunerkrankungen mittels Bakterien – zunehmend an Beachtung in der medizinischen Praxis. Seit Mitte der 1980er Jahre wird diese neue Therapieform international erfolgreich angewandt.

▶ **1969:** Die Menschheit wähnt sich in Sicherheit. Der Leiter der USA-Gesundheitsbehörde empfiehlt da-

FREUNDE UND FEINDE

her, »... es sei jetzt an der Zeit, das Buch der Infektionskrankheiten zu schließen«. Er wurde weltweit gehört – ein fataler Irrtum!

▶ **1975 – 1997:** Über *30 neuauftretende (!) Infektionskrankheiten* werden klinisch erkannt und breiten sich aus.

▶ **1980:** Die WHO verkündet, die Pocken seien weltweit ausgerottet und für die Rückkehr gäbe es keinerlei Hinweise. Der Pockenerreger, das Variolavirus, ist allerdings noch nicht von der Erde verschwunden, da es zur Kontrolle, zur Pockenbekämpfung und als potentieller Kampfstoff (s. hierzu Seite 32) konserviert wurde. Es besteht die Absicht, diese Virendepots bis zum Jahr 2000 zu vernichten.

▶ **1981:** AIDS. In den Folgejahren läuft das wahrscheinlich größte biologische Forschungsprogramm aller Zeiten an, um das AIDS-Virus (HIV), den Erreger dieser Krankheit, aufzuspüren und um Gegenmaßnahmen zu entwickeln. 1997 schätzt man weltweit offiziell 20 Millionen Infizierte und 1998 2,5 Millionen Tote – Tendenz steigend.

▶ **1989:** Ein neues Hepatitis-Virus wird entdeckt – HCV. Dieser nach HAV und HBV dritte Hepatitis-Erreger hat inzwischen 200 Millionen Menschen befallen. Zwei weitere Hepatitis-Verursacher wurden bis Mitte der 1990er Jahre enttarnt: HDV und HEV. Und 1998 sind rund 100.000 Hepatitistote zu beklagen.

Auf der Schwelle unserer Jahrtausendwende

▶ Von 1991 bis 1996 werden in allen Kontinenten neue und / oder zurückgekehrte Infektionskrankheiten und Erreger verzeichnet: Cholera, Gelbfieber, Lassa-Fieber, Diphtherie, Dengue-Fieber, Hantavirus, Ebola, Leptospirose, Meningokokken-Meningitis, Creutzfeldt-Jakob-Krankheit n. V. (neue Variante), Cyclospora, E. coli 0157: H7.

▶ 1992 muß ein namhafter USA-Wissenschaftler angesichts der weltweiten Infektionseskalation zugeben, »...wir waren überheblich und hatten vergessen, welch unglaublich anpassungsfähige Lebensformen Mikroben sind«. Aufruf an die internationale Fachwelt zur konzertierten Aktion kontra Infektionskrankheiten.

▶ Seit 1995 sterben pro Jahr weltweit 13,5 bis 17 Millionen Menschen an Infektionserkrankungen, über die Hälfte sind Kinder, und die Ausbreitung von Infektionskrankheiten nimmt ständig zu.

▶ Tbc, die WHO spricht 1997 von einem globalen Notfall: 1,7 Milliarden – also jeder 3. bis 4. Erdbewohner – sind mit den wiedererstarkten

1969: Die Krankheitserreger scheinen besiegt, das Zeitalter ihrer totalen Kontrolle wird verkündet

WHO: <u>W</u>orld <u>H</u>ealth <u>O</u>rgani<u>z</u>ation, Genf

1980: Die unerwartete Rückkehr und Eskalation der Erreger

AIDS: <u>A</u>cquired <u>I</u>mmun<u>o</u>deficiency <u>S</u>yndrome; **HIV:** <u>H</u>uman <u>I</u>mmunodeficiency <u>V</u>irus

Neue Gefahren durch Viren und Mikroben

Tuberkelbakterien infiziert, 20 Millionen sind aktiv an Tuberkulose erkrankt, und Jahr für Jahr kommen 8 Millionen hinzu, 3 Millionen sterben jährlich. In Deutschland sind Tbc und AIDS die häufigste Todesursache bei Infektionserkrankungen.

▶ An der unheilvollen Renaissance von Malaria sterben jährlich 1,6 bis 2,7 Millionen Menschen, und 300 bis 500 Millionen sind schätzungsweise an Malaria erkrankt.

▶ Bei Cholera stehen wir am Beginn der achten Pandemie – durch inzwischen wiederum stark veränderte Bakterien-Generationen können erneut Epidemien entstehen.

BSE: Bovine spongioforme Enzephalopathie

▶ Rinderwahnsinn BSE: Eine Virusinfektion – riesige Rinderbestände mußten mangels wirksamer medizinischer Lösungen vernichtet werden.

EHEC: Enterohämorrhagische Escherichia coli

▶ Darminfektionen verursachende EHEC-Bakterien werden entdeckt: Die Erreger erreichen die Menschen über die Lebensmittelkette, vorzugsweise über Rohmilch und Fleisch. Es kann zu schweren inneren Vergiftungen kommen. Besonders gefährdet sind Abwehrschwache, Kinder und Senioren.

▶ Ein Bakterium, *Helicobacter pylori*, wurde als Verursacher von Magen- und Zwölffingerdarmgeschwüren entlarvt.

▶ Schwedischen Forschungsergebnissen zufolge soll ein Bakterium Hauptverursacher der Volkskrankheiten Herzanfall und Schlaganfall sein. *Chlamydia pneumoniae* heißt der nach Indizien überführte Mörder – mutmaßlich verantwortlich für 60 bis 80 % aller Arteriosklerosefälle.

▶ Der Verdacht, Viren seien am Krebs beteiligt, wird von immer mehr Experten gestützt. Zwei Virenarten konnten bereits als Erreger bestimmter Krebsformen identifiziert werden.

▶ Immer kleinere Keime werden im Mikrokosmos entdeckt. Nach den *Prionen*, 5- bis 10fach kleiner als Viren und mutmaßlich verantwortlich für BSE, ist man neuerdings *Viroiden* auf die Spur gekommen – die sind bis zu einemillionfach kleiner als Viren! Eine Reihe von Pflanzenkrankheiten konnte zwischenzeitlich auf diese bisher unerforschten Mikrokeime zurückgeführt werden.

Wer die Flut an Infektionsmeldungen seit Anfang der 1990er Jahre verfolgt hat, gewinnt den Eindruck, als hätten sich die Mikroben und Viren in den letzten Jahrzehnten nur zurückgezogen, vereint, gestärkt und neue Strategien entwickelt, um wie ein Phantom unerwartet an den alten, aber auch vollkommen neuen Fronten aufzutauchen und vehementer als je zuvor zurückzuschlagen.

Kein Zweifel: Infektionskrankheiten haben Hochkonjunktur, auch in den sogenannten zivilisierten Ländern mit bestmöglicher Hygiene und ärztlicher Versorgung. Mitten in Europa, in Genf, diagnostizierte man Malaria mit Todesfolgen und nannte diese Variante »Flughafenmalaria«, weil sie mutmaßlich über diesen Weg eingeschleppt wurde. Die alten Seuchen – angeblich längst besiegt – feiern ein makabres Comeback, neue kommen hinzu. Auch Pilz- und Hefeerkrankungen verzeichnen von Jahr zu Jahr einen steigenden Trend. Dazu wird jedem Fünften inzwischen die eine oder andere Allergie attestiert. Hauterkrankungen, Neurodermitis – die Liste all dieser Krankheiten mutet wie eine nach oben offene Wachstumsskala an.

In Deutschland entsteht bereits jede fünfte Infektion in Krankenhäusern

Es ist schon paradox: Ausgerechnet in Krankenhäusern, wo sich Patienten in besten Händen glauben, ist die Häufigkeit ernsthafter Infektionserkrankungen und damit verbundener Todesfolgen überproportional groß. In dieser Umgebung ist das Risiko von Resistenzbildungen drastisch erhöht, weil hier die Erreger den Arzneimitteln – z. B. Antibiotika – permanent ausgesetzt sind und auf diese Art und Weise ununterbrochen »lernen«, wie sie sich gegen jede einzelne Substanz schützen können. Folglich verlieren die Medikamente an Wirksamkeit.

Das ist ein Teufelskreis, der bereits auf Plantagen, Fischfarmen und in der Tieraufzucht beginnt – europaweit geforderte Verbote antimikrobieller Futtermittelzusätze scheitern an ökonomischen Interessenlagen. Als Folge gelangen resistente Mikroben unweigerlich über die Nahrungskette zu uns Menschen und können uns auf diesem Weg infizieren.

Außerdem ermöglichen wachsender Ferntourismus, Immigration, Nahrungsmittel- und sonstige Handelsexporte den Mikroben und allen anderen Krankheitserregern eine unkontrollierbare, grenzenlos interkontinentale Ausbreitung.

Erreger kennen keine Grenzen, und Menschen sind ihr mobilstes Transportmedium

Gleichzeitig fördern mangelnde Hygiene und Trinkwasserprobleme, Luft- und Umweltverschmutzung die Infektionsgefahren und fordern wiederum die Anpassungsfähigkeit der Mikroben und Viren heraus.

Die WHO alarmiert über internationale Mißstände!

Alle nur erdenklichen Krankheitserreger haben ein immer leichteres Spiel mit dem menschlichen Organismus: Aufgrund der heutigen Lebensweisen ist das körpereigene Immunsystem häufig generell

A: atomare,
B: biologische und
C: chemische Waffen

geschwächt. Hinzu kommen die steigende Kinderzahl in Entwicklungsländern und die sich vergrößernde Alterspyramide in Industriestaaten, die beide ein riesiges Menschenpotential mit naturgemäß schwächeren Abwehrsystemen darstellen.

Mit dem Ziel, eine breitere Öffentlichkeit für diese aktuellen und vielfachen Bedrohungen zu sensibilisieren, stand der Weltgesundheitstag 1997 verständlicherweise unter dem Motto »Alte und neue Infektionskrankheiten – die unterschätzte Gefahr«. Wenn wir nicht schnell den vernünftigen Umgang mit Mikroben lernen, dann steht eines Tages zwangsläufig die Erkenntnis im Raum:

Ja, wir haben den Krieg gegen die Mikroben verloren!

Militärs mißbrauchen Bakterien und Viren

Das Stichwort »Krieg« führt uns bedauerlicherweise auch zum modernen Waffen-ABC, in dem Mikroben und Viren eine besonders makabre Rolle zugeteilt wurde:

Das Ausmaß der Wirkung von A-Waffen mußte die Menschheit 1945 erstmals mit Schrecken erfahren.

Das C, chemische Kampfstoffe, wurde im 1. Weltkrieg als Gas und im Vietnamkrieg in Form von Napalm durch die USA eingesetzt.

Das B steht für biologische Kampfmittel, den Einsatz von Bakterien und Viren als Waffen – heute die wahrscheinlich höchste Stufe der Vernichtungsperversion.

Die gespenstische Raffinesse dieser Kampfstoffe ist: Die Krankheitserreger lassen sich im Kampfgeschehen kaum frühzeitig genug identifizieren, sie sind ansteckend und können sich teuflisch schnell vermehren. Im nachhinein kann noch nicht einmal sicher nachgewiesen werden, daß die Seuche durch einen biologischen Angriff verursacht wurde – sie kann schließlich auch natürlich entstanden sein. Hinterhältiger geht es kaum!

Welch verheerendes Potential in biologischen Kampfmitteln steckt, sei hier an drei Beispielen aufgezeigt: *Yersinia pestis*, eingeatmet verursachen diese Bakterien ohne

FREUNDE UND FEINDE

rechtzeitige Gegenmaßnahmen die fast immer tödliche Beulenpest; *Bacillus anthracis*, auch diese Bakterien wirken über die Atemwege und führen zum gefürchteten, oftmals tödlichen Milzbrand; *Ebola-Virus*, neun von zehn Erkrankten sterben binnen Wochenfrist an dieser hochgradig ansteckenden Virusinfektion, gegen die es bislang keine Gegenmittel gibt.

Es spricht für das ethische Empfinden der Menschheit, wenn im Verlauf unserer Zeitrechnung lediglich einige wenige Fälle kriegerisch genutzter biologischer Waffen bekannt wurden:

Im 14. Jahrhundert warfen Mongolen bei der Belagerung der Stadt Kaffa auf der Halbinsel Krim Pestleichen über die Stadtmauern. Der »echte« und historische Graf Dracula, der walachische Fürst Vlad III. Tepes, schickte 1461 / 1462 in seinem grausamen Kampf gegen die Türken von Beulenpest und Lepra befallene Männer als Türken verkleidet ins feindliche Lager. Ähnlich soll sich im 18. Jahrhundert ein Offizier Großbritanniens verhalten haben, indem er pockenverseuchte Decken an Indianer verteilen ließ, um eine Epidemie zu verursachen. In den 1930er Jahren setzte Japan im Kampf gegen die Chinesen Pestbakterien und andere Erreger ein. Seit 1972 verbietet ein internationales Abkommen die Entwicklung und den Besitz von Biowaffen, dennoch eskaliert die Aufrüstung: 1980 soll angeblich nur 1 Staat, die damalige Sowjetunion, diese Biowaffen-Konvention verletzt haben. Von 1983 bis 1988 setzte der Irak im 1. Golfkrieg ungeächtet von aller Welt biologische Massenvernichtungswaffen gegen den Iran ein. 1989 berichtete der amerikanische Geheimdienst CIA von mindestens 10 Staaten, die biologische Waffen entwickelten. 1991 rüstete der Irak im 2. Golfkrieg seine Scud-Raketen mit B-Köpfen aus. Bis 1995 sollen bereits 17 Staaten biologische Waffen besessen haben. Ende 1997 und Anfang 1998 hegten UN-Inspektoren den begründeten Verdacht, in Husseins Palästen gäbe es Milzbrand- und andere Bakteriendepots – sorgfältige Kontrollen wurden vom Irak zunächst verboten, dann verzögert und zur Farce degradiert.

Um die Gefahr biologischer Waffen richtig einstufen zu können, reicht es, sich folgendes vorzustellen: Mit Geräten für lächerliche 25.000 DM und relativ geringen Fachkenntnissen könnte nahezu jeder in einem 25 m^2 kleinen Zimmer Billionen vernichtender Killerorganismen züchten. Aus einem Fingerhut voll Bakterien läßt sich innerhalb eines Monats mühelos ein riesiges Arsenal biologischer Kampfstoffe entwickeln – ausreichend, um ein unvorstellbares Gruselszenario zu erzeugen.

Trotz internationaler Verzichtsabkommen rüsten immer mehr Staaten mit B-Waffen auf

Nahezu jeder kann große Mengen biologischer Kampfmittel billig und schnell herstellen

GAU: Größter anzunehmender Unfall

Den besten Schutz vor B-Waffen bieten wahrscheinlich die Bakterien und Viren selbst, da sie, einmal freigesetzt, äußerst begrenzt dirigierbar und in freier Natur nahezu unkontrollierbar sind. Jeder Einsatz könnte demnach ebenso gut »ein Schuß nach hinten« werden und zur Selbstvernichtung führen – ein »sich drehender Wind« würde bereits genügen. Doch denken Fanatiker so weit?

Eine tickende Zeitbombe stellt auch das weltweit vorhandene Arsenal an Biowaffen in den dafür unbedingt erforderlichen Laboratorien der höchsten Sicherheitsstufe L4 dar. Wie sicher ist sicher, und wie sollen wir uns zum Beispiel bei einem Bakterien-GAU verhalten?

Alle biologischen Waffen müßten sofort abgeschafft werden, da ist sich die Fachwelt einig. Aber auch darüber, daß uns die Ausrottung der Erreger wohl nicht gelingen wird – solche als sinnlos erkannten Kampagnen wurden daher weitgehend eingestellt. Statt dessen will man in konzertierten Aktionen die Mikro-Gesellschaften weiter erforschen. Jetzt aber mit den Primärzielsetzungen Erkennen, Vorbereitetsein, Kontrollieren und vor allem Nutzen. Insbesondere bei den Bakterien will man in Zukunft verstärkt auf das setzen, was sie vorrangig auszeichnet, ihre vielen segensreichen Eigenschaften.

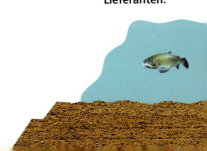

Abb. 11: Im Kreislauf der Stoffe sind Pflanzen Produzenten, Tiere und Menschen dagegen Konsumenten. Mikroben sind Destruenten – sie zerstören und sind somit zugleich universelle Lieferanten.

FREUNDE UND FEINDE

Im Kreislauf des Lebens regieren Mikroben

Angesichts natürlicher oder kriegerisch manipulierter Mikroben und Viren spricht die WHO, der fast 200 Staaten angehören, von einer globalen Krise: »Kein Land kann sich jetzt noch in Sicherheit wiegen.« Deshalb fordern Epidemiologen eine flexible Weltgesundheitstruppe gegen Infektionskrankheiten. Der Ruf nach einer solchen »Polizei« ist verständlich – doch was nutzen Dämme, wenn überall die Entstehung neuer Fluten gefördert wird?

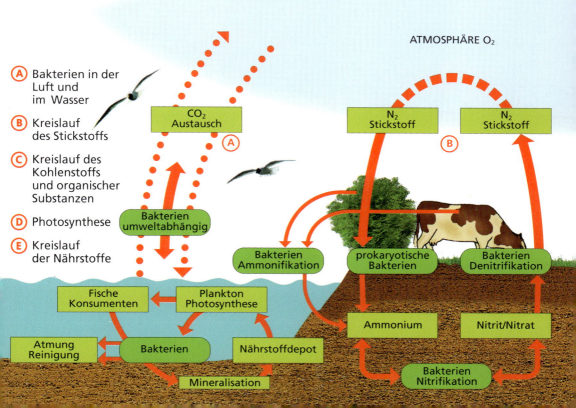

Jedes Organ, jedes Lebewesen, jeder Wald, jedes Biotop, das Wasser, die Luft und alle Stoffkreisläufe verfügen über natürliche, von Mikroorganismen regulierte Ordnungssysteme. Diese Mikroben sind im Grunde genommen bereits die geforderte Gesundheitspolizei. Doch wir verhindern, daß sie ihre Aufgaben richtig erfüllen können, indem wir brutal in das Gleichgewicht der Natur eingreifen – in der Folge entstehen zwangsläufig neue Krankheitsfluten, denn Infektionen sind in erster Linie ökologische Krankheiten!

Ohne Bakterien kein Leben

Trotz der vielen Negativberichte sind es die positiven Eigenschaften von Bakterien und anderen Mikroben, die bei weitem überwiegen. Erst durch diese Kleinstlebewesen werden wichtige Organfunktionen und alle wesentlichen Stoffkreisläufe ermöglicht – sie machen den Organismus unseres Planeten lebensfähig. Wie bedeutend Mikroben für uns sind, kann wegen ihrer komplexen Beteiligungen nur schematisch in den fünf Sequenzen dieser Abb. 11 aufgezeigt werden:

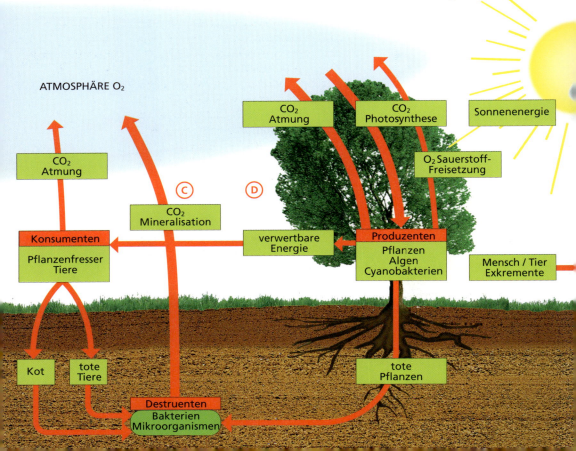

FREUNDE UND FEINDE

(A) Die *Bakterien des Wassers* haben ähnliche Aufgaben wie ihre landlebenden Vettern: Sie zersetzen Stoffe (*Mineralisation*) und sind die unverzichtbare biologische Wirkkomponente aller Kläranlagen. Dazu sind sie Teil der Nahrungskette und tragen zur CO_2-Rückführung in die Atmosphäre bei. Da Luft kein geeigneter Lebensraum für sie ist, sind *Bakterien der Luft* passiv. Sie gelangen jedoch durch Wind, auf Staubpartikeln, in Feuchtigkeit und mit anderen Transporteuren zirkulationsbedingt überallhin.

Alle Lebewesen bestehen im wesentlichen aus den Elementen Kohlenstoff, Sauerstoff, Wasserstoff, Stickstoff, Phosphor und Schwefel. Nachstehend werden nur die Kreisläufe des Stickstoffs und des Kohlenstoffs / organischer Substanzen näher betrachtet, doch auch an den Kreisläufen Phosphor und Schwefel sind Bakterien beteiligt.

(B) Im Mittelpunkt des *Stickstoff-Kreislaufs* steht Ammonium, entstanden aus toten Pflanzen und Tieren. Für die Nitrifikation, die Oxidation von Ammonium über Nitrit zu Nitrat, sorgen Bakterien. Ohne Sauerstoff kommt es zur Denitrifikation, und aus dem Nitrat entsteht gasförmiger Stickstoff. Diese mikrobielle Stickstoffeliminierung wird u. a. zur Reinigung überdüngter Gewässer genutzt. Der gasförmige Stickstoff kann in Form von Ammonium wieder in das Ökosystem Boden eingebracht werden. Zu dieser Rückführung, »Stickstoff-Fixierung« bezeichnet, sind nur Bakterien und andere prokaryotische Mikroben fähig.

(C) Der *Kreislauf des Kohlenstoffs* ist zugleich der *Kreislauf organischer Substanzen*. Tote Pflanzen und Tiere müssen abgebaut werden, und organische Substanz wird dabei in mineralische, anorganische umgewandelt. Treten z. B. bei Ölpipelines Lecks auf, vermehren sich

Die wesentlichen Stoffkreisläufe: Kohlenstoff, Phosphor, Schwefel und Stickstoff (= Hauptbestandteil der Luft)

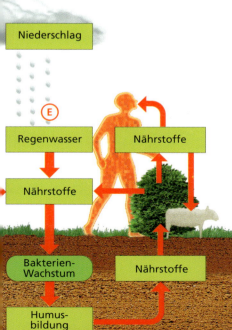

Mikroorganismen und ihre Bedeutung im Naturhaushalt

Abb. 11

CO₂: Kohlendioxid

ATP: Adenosintriphosphat, wichtigster Energiespeicher und -überträger lebender Organismen

die bereits im Boden vorhandenen Bakterien, um die für Mensch, Tier und Pflanze giftigen Kohlenwasserstoffe abzubauen – bei großflächig verseuchten Böden wird diese Bakterienfähigkeit gezielt zur biologischen Sanierung eingesetzt. Solche Oxidationsvorgänge nennt man *Mineralisation*, und sie erfolgen in erster Linie durch Bakterien. Abgestorbenes wird also nicht nur zersetzt, sondern auch wieder in den Kreislauf rückgeführt – Bakterien sind somit Zerstörer (*Destruenten*) und Lieferanten zugleich. Über die Mineralisation tragen sie zum CO₂-Gleichgewicht in der Atmosphäre bei, die normalerweise mit 0,03 % zuwenig CO₂ enthält, so daß ausreichend Kohlendioxid für die Photosynthese zur Verfügung steht.

(D) Die *Photosynthese* ist der fundamentale Stoffwechselprozeß, bei dem Lichtenergie in die biochemisch verwertbare Energie ATP umgewandelt wird. Dazu sind Kohlendioxid und Wasser (H₂O) Voraussetzung. Aus deren Spaltung werden organische Kohlenstoffverbindungen aufgebaut und Sauerstoff (O₂) freigesetzt. Nur Bakterien, Algen und grüne Pflanzen sind zu dieser Photosynthese fähig.

Mineralisation und Photosynthese stehen somit in enger Wechselbeziehung zueinander, die auf einen einfachen Nenner gebracht werden kann: Eine funktioniert nicht ohne die andere. Ohne Mikroben wäre der CO₂-Vorrat unserer Atmosphäre in wenigen Jahrzehnten verbraucht, jegliche Photosynthese käme zum Erliegen, Pflanzen könnten nicht mehr wachsen, Tiere und Menschen würden verhungern.

(E) Bakterien lieben es feucht. Durch Regenwasser werden ausreichend Nährstoffe herantransportiert, und gleichzeitig entsteht ein zur Bakterienvermehrung ideales Bodenklima. In der Folge produzieren die Bakterien Humus – der steht lat. für »Erdboden«, bezeichnet in unserem Sprachgebrauch jedoch »abgestorbene und zersetzte tierische und pflanzliche Substanz im Erdreich«. Der Humus ist nun seinerseits ein Nährboden für Pflanzen und damit indirekt auch für Mensch und Tier – und natürlich für Bakterien.

Die Liste der unverzichtbaren Bakterieneigenschaften für vitale Abläufe und sensible Aufgaben ließe sich noch umfangreich fortsetzen – und über Bakterien als lebensnotwendige Symbionten für den menschlichen Organismus berichtet Kapitel II. In all diesen Fällen sind Bakterien ungeachtet der vielen Schreckensmeldungen **unsere genialen Freunde.**

II.
Mensch und Mikrobe

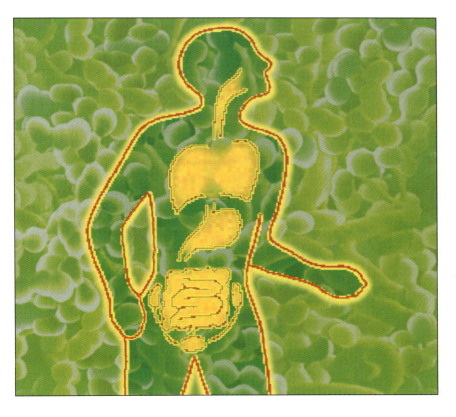

Von Geburt an lebt jeder Mensch in inniger Partnerschaft mit Bakterien und anderen Mikroben. Das Gleichgewicht dieser gegenseitigen Abhängigkeiten ist wesentlich für Wachstum und Organismusfunktionen, Gesundheit und Krankheit.

Abb. 12

Die Besiedlung des Menschen

Die nebenstehende Abbildung informiert über Mikrobenanzahl, -familien / -gattungen und besiedelte Organbereiche

Flora [Mikroflora]: Gesamtheit natürlich vorkommender Bakterien (am bezeichneten Ort)

Die menschliche Haut, die meisten unserer Schleimhäute und ein Großteil weiterer Körperbereiche sind von Billionen Mikroben besiedelt, zumeist von verschiedenartigsten Bakterien, aber auch von anderen Mikroorganismen. Alle Abschnitte des Verdauungstrakts, der Mund-, Nasen- und Rachenraum, die Speiseröhre, der Magen, der obere, mittlere und untere Dünndarm sowie der Dickdarm, der Urogenitaltrakt, auch die gesamte Hautoberfläche, die Kopfhaut und die Augen sind bevorzugte Lebensräume für unterschiedlich dicht und jeweils verschieden zusammengesetzte Mikrobengesellschaften.

Bereits im Augenblick unserer Geburt nehmen die Mikroben von uns Besitz. Innerhalb nur weniger Tage werden die einzelnen Standorte im gesamten Körper nach und nach regelrecht von Mikroben besetzt. Gleichzeitig konzentrieren sich die jeweiligen Arten auf den von ihnen bevorzugten Lebensraum. Die für einen Standort charakteristische Zusammensetzung der Mikrobengesellschaften wird bereits bei dieser Erstbesiedlung, vor allem der des Verdauungstrakts, von der Ernährung beeinflußt.

Bakterien bei Babies

Die Darmflora natürlich ernährter Säuglinge, die mit Muttermilch gestillt werden, unterscheidet sich deutlich von der *Mikroflora* künstlich mit der Flasche ernährter Säuglinge. Denn die Mikroflora des Darmtrakts von Flaschenkindern nimmt schon sehr früh die Charakteristika der Mikroflora-Zusammensetzung Erwachsener an. Bei gestillten Säuglingen erfolgt das Einpegeln ihrer Darmflora-Komposition auf den Erwachsenenstatus erst in der Phase des Abstillens und der Umstellung auf eine normale Ernährung.

Jeder Mensch gewährt Bakterien von seiner Geburt an demnach ein Wohnrecht – noch dazu ein besonders großzügiges. Immerhin stellt jeder erwachsene »Hauswirt« den Mikroben viele Organismus-Qua-

MENSCH UND MIKROBE

Mikrobenanzahl, -familien / -gattungen im Verdauungstrakt

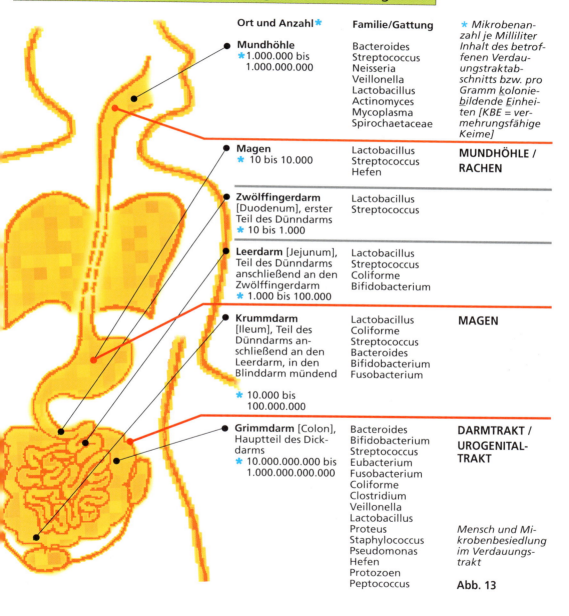

Ort und Anzahl*	Familie/Gattung	
Mundhöhle *1.000.000 bis 1.000.000.000	Bacteroides Streptococcus Neisseria Veillonella Lactobacillus Actinomyces Mycoplasma Spirochaetaceae	*Mikrobenanzahl je Milliliter Inhalt des betroffenen Verdauungstraktabschnitts bzw. pro Gramm koloniebildende Einheiten [KBE = vermehrungsfähige Keime]
Magen *10 bis 10.000	Lactobacillus Streptococcus Hefen	**MUNDHÖHLE / RACHEN**
Zwölffingerdarm [Duodenum], erster Teil des Dünndarms *10 bis 1.000	Lactobacillus Streptococcus	
Leerdarm [Jejunum], Teil des Dünndarms anschließend an den Zwölffingerdarm *1.000 bis 100.000	Lactobacillus Streptococcus Coliforme Bifidobacterium	
Krummdarm [Ileum], Teil des Dünndarms anschließend an den Leerdarm, in den Blinddarm mündend *10.000 bis 100.000.000	Lactobacillus Coliforme Streptococcus Bacteroides Bifidobacterium Fusobacterium	**MAGEN**
Grimmdarm [Colon], Hauptteil des Dickdarms *10.000.000.000 bis 1.000.000.000.000	Bacteroides Bifidobacterium Streptococcus Eubacterium Fusobacterium Coliforme Clostridium Veillonella Lactobacillus Proteus Staphylococcus Pseudomonas Hefen Protozoen Peptococcus	**DARMTRAKT / UROGENITALTRAKT** *Mensch und Mikrobenbesiedlung im Verdauungstrakt* Abb. 13

Detailinformationen zu diesem Abschnitt, siehe Kapitel III

dratmeter als Wohnfläche zu Verfügung: bis zu 2.000 m² (inkl. submikroskopischer) im Verdauungstrakt und etwa 2,5 m² Hautoberfläche – um die wichtigsten Wohnbereiche zu nennen. Das geschieht natürlich nicht selbstlos, denn im Gegenzug verlangt und erhält jeder Vermieter von seiner Mietergemeinschaft Mikroflora eine üppig bemessene Miete in Form von Dienstleistungen: erste, gewichtige Abwehrbarriere gegenüber Eindringlingen; als »Hausmeister« Fremde am Wildbewohnen hindern; tatkräftige Unterstützung des Immunsystems; Bildung von bzw. Produktionshilfe bei vielen Vitaminen; Reste- und Müllverwertung oder -entsorgung; Transportdienste tätigen; als Hilfspolizei häufig Teile des Stoffeverkehrs regeln.

Wenn der Vermieter Mensch von seinen Mietern Mikroben eine bestmögliche Erfüllung all dieser Pflichten wünscht, sollte er seinerseits den Wohnraum möglichst nicht beeinträchtigen, keinesfalls aber zugleich auch indirekt Dritten anbieten.

Die Mikroflora, also mehrheitlich Bakterien, sind ein, wenn nicht sogar *der* entscheidende Faktor für Gesundheit und Krankheit. In aller Regel verläuft das Zusammenleben des Menschen mit seinen natürlichen körpereigenen Mikrofloren sehr harmonisch und währt die gesamte Lebenszeit. Jede externe oder interne Störung des wohlausbalancierten Gleichgewichts dieser mikrobiellen Einzeller mit dem Vielzeller Homo sapiens führt zu mehr oder weniger gravierenden Folgen für Organfunktionen und die Gesundheit.

Eine bunt gemischte Artenvielfalt [1]
aus Hunderten von verschiedenen Mikroben
ist integraler Bestandteil
unseres Verdauungssystems

» In ganz besonderem Maße sind die intestinalen Mikrofloren in Dünn- und Dickdarm geeignet, die Charakteristika dieser lebensnotwendigen Gemeinschaft zu beschreiben. Die Dichte der mikrobiellen Besiedlung ist im Dünndarm und noch mehr im Dickdarm am größten. Insgesamt finden sich dort bis zu 10^{13} Mikrobenzellen – also bis zu 10 Billionen einzellige Mikroorganismen. Betrachtet man das Gebilde Homo sapiens, welches sich aus den Organen und Geweben des Vielzellers Mensch und Einzellern zusammensetzt, auf der zellulären Ebene, so sind die einzelligen Mikroben deutlich in der Überzahl: Der menschliche Körper verfügt insgesamt über 10^{12} Körperzellen – doch allein im Darmbereich haben wir bereits bis zu 10mal mehr Mikrobenzellen. Überhaupt sind Zahlenbeispiele bestens geeignet, die unermeßlichen Größenordnungen bei der Begegnung von Vielzellern und Einzellern darzustellen. Der Darmtrakt ist eigentlich eine riesige Kontaktfläche, durch die das Innere des Menschen mit der Außen- und Umwelt Verbindung hält. Die gesamte innere Oberfläche von Dünn- und Dickdarm beträgt etwa 400 m², bezieht man korrekterweise auch die submikroskopischen Strukturen mit ein, ergibt das jüngsten Berechnungen zufolge rund 2.000 m². Das entspricht der Fläche von zehn Tennisplätzen – eine stattliche, von Mikroben besiedelte Oberfläche. Zugleich Bindeglied und Schutzzone zwischen außen und innen. Vor der eigentlichen Darmwand finden wir eine Schicht von Mikroorganismen, die Feinde von außen abwehren und Freunde als Durchreisende tolerieren.

Wir sind heute in der Lage, allein aus der Mikroflora des Darms bis zu 500 verschiedene Mikrobenarten zu isolieren, die wir in 17 Familien und 47 verschiedene Gattungen einteilen. Doch selbst diese ungeheure Artenvielfalt spiegelt nur unseren begrenzten

Flora intestinalis: Synonym für Darmflora

Epithel: Zellverbund, der innere Organ- und äußere Körperoberflächen bedeckt

derzeitigen Kenntnisstand wider. Denn wir wissen durch die uns zur Verfügung stehenden Technologien, daß wir damit höchstens die Hälfte oder gar nur ein Drittel aller tatsächlich vorhandenen Mikrobenarten erfassen.

Auf jeden Fall beherbergt der Mensch ein Mehrfaches an Mikrobenzellen, als er menschliche Körperzellen besitzt – das sind rund drei Kilogramm Mikroorganismen, die jeden von uns ständig bewohnen. Wenn man sich nun noch überlegt, daß so eine einzelne Mikrobenzelle eine bestimmte Substanz in einer bestimmten Zeiteinheit etwa zweihundertmal schneller im Stoffwechsel umsetzen kann als eine menschliche Körperzelle, ahnt man ein wenig von der großen Bedeutung der Mikroben für die Funktion unseres Organismus.

INNIGE ASSOZIATIONEN DER MIKROBEN

Die Schleimhautoberfläche ist eine eigene Wunderwelt, ein Mikrokosmos dynamischer Wechselbeziehungen zwischen Epithel und Mikroben. Durch spezielle Präparationstechniken, die Anwendung moderner Analyseverfahren, Transmissions- und Rasterelektronenmikroskopie erhalten wir kontinuierlich tiefere Einblicke in die unterschiedlichsten Formen der Assoziationen von Mikroorganismen. Betrachtet man einen Ausschnitt des Verdauungstrakts in mikroskopischen Größenordnungen, erkennt man differenzierte Mikroben-Lebensräume, die vom Darmkanal bis in die Schleimhautzellschichten reichen. Entsprechend verschieden sind auch die Charakteristika der Mikrobenpopulationen in diesen größeren, kleineren und kleinsten Kompartimenten. Der Assoziationsgrad der Mikroben mit der Schleimhaut ist im Darmkanal noch recht lose, um dann auf und im Schleim sowie auf der Epithelzelloberfläche immer ausgeprägter und spezifischer zu werden – bis hin zur festen Verbindung durch das Verwachsen mit Epithelzellen oder zum Eindringen in und unter die Schleimhaut. Ein Beispiel aus dem Dickdarm zeigt, die diversen Lebensräume werden auch tatsächlich jeweils von anderen Mikroben besiedelt: Beispielsweise beträgt im Kanalinneren das Verhältnis von Anaerobiern zu Aerobiern 90 : 10, in den äußeren Bereichen dagegen 50 : 50.

MENSCH UND MIKROBE

Unser Verdauungstrakt als besonderes Beispiel

Es ist beispielhaft für eine Fülle aktueller Infektionserkrankungen und sonstiger Krankheiten: Von 1995 bis 1998 wurde international eine Zunahme schwerer bis schwerster Infektionen durch gefährliche EHEC-Bakterienstämme konstatiert. Mag sein, auch aufgrund verbesserter Nachweismethoden – doch das macht sie nicht minder gefährlich. Denn bei Kindern können die freigesetzten Gifte zu tödlichem Nierenversagen führen. Verursacher sind Darmbakterien! EHEC (*Escherichia coli*) -Bakterien bewohnen nämlich den Darmtrakt von Rindern und werden zumeist über die Nahrungskette (z. B. Milch) und in selteneren Fällen durch Kontaktinfektionen übertragen. Auf jeden Fall gelangen sie bei uns ebenfalls in den Darmtrakt und treiben von dort aus ihr übles Spiel.

Ein wesentlicher Hintergrund solcher Verkettungen ist, daß die Abwehr durch unsere natürlichen *körpereigenen Mikrofloren* nicht funktioniert. Zwar sind diese Floren nur ein Teil unserer gestaffelten Abwehrsysteme, doch sie sind die *erste* Barriere gegen bösartige Eindringlinge und über ihr riesiges Bakterien-Abwehrpotential in den Schleimhäuten des Verdauungstrakts zugleich der quantitativ *gewichtigste* Bestandteil. Um Mißverständnissen vorzubeugen und ohne auf Details einzugehen: Mit Abwehr ist nicht nur das »eigentliche Immunsystem« gemeint, sondern auch das, was heutzutage unter »*Mukosa-Immunsystem*« verstanden wird. Vorab soviel: Jüngster Stand der Erkenntnisse ist, daß allen Schleimhäuten dieses Mukosa-Immunsystem gemeinsam ist und es die unterschiedlichsten Organe miteinander vernetzt. Dabei taucht ein äußerst willkommenes Begleitphänomen auf: Die komplexen Mikrobengesellschaften stabilisieren sich im Verdauungstrakt in Gleichgewichten.

So wird von außen eindringenden Mikrofeinden beim Versuch der Kolonialisierung einzelner Organismusbereiche erheblicher Widerstand durch die »körpereigenen« Mikroorganismen entgegengesetzt, denn die möchten schließlich ihren Wirt vor Angriffen schützen. Enterokokken verwehren zum Bei-

Mukosa bedeutet Schleimhäute

E. coli verursachen u. a. häufig Durchfall und Harnwegsinfektionen

Abwehrsysteme, Immunsystem und Mukosa, siehe Kap. III, Seite 54 ff

45

Positiveinflüsse der Bakterienfloren des Verdauungstrakts

Abb. 14

spiel schädlichen Colibakterien die Besiedlung der Darmoberfläche, indem sie die Rezeptoren an der Oberfläche besetzen und somit den Zugang blockieren. Die Mikrofloren des Verdauungstrakts tragen also als erste und wirksame Abwehrstaffel entscheidend dazu bei, die Integrität der Lebensgemeinschaft von Mensch und Mikrobe aufrechtzuerhalten. Dieser körpereigene Widerstand wird infolgedessen als *Kolonisationsresistenz* bezeichnet.

Die Einflüsse sowie positive und negative Eigenschaften unserer Verdauungstrakt-Mikrofloren zeigen die Abbildungen 14 und 15. Besonders typisch für eine Vielzahl von Bakterien ist dabei die Bakteriengattung Escherichia coli: Da sehen wir mit drei »+« und zwei »–« das Janusgesicht vieler Mikroben. Solche Einzeller verfügen wie Menschen über teilweise gegensätzliche Charaktereigenschaften, sie reagieren im allgemeinen gutmütig, situationsbedingt jedoch oftmals aggressiv. Eine weitere Parallele ist, daß es auch in dem »Volk« der Bakterien große Dynastien gibt, viele Stämme und Persönlichkeiten mit unterschiedlichsten Charakteren. Bei E. coli sind das: die grundsätzlich friedlichen, die meist friedlichen, gereizt aber Krankheiten erzeugenden und als »schwarze Schafe« die mit Sicherheit krankheitserregenden Stammesvertreter.

Floren im Verdauungstrakt

Erzeugung stoffwechselwirksamer Substanzen
▶ Anregung der Darmwand-Muskelbewegungen (Peristaltik) zur Nahrungsbrei-Beförderung
▶ Nährstoffversorgung im Darm (kurzkettige Fettsäuren, Essigsäure)

Bildung von Vitaminen
▶ Thiamin [Vitamin B_1]: wichtig für Stoffwechsel des Nervengewebes und der Sinnesorgane
▶ Riboflavin [Vitamin B_2]: wichtig für Wachstum
▶ Pantothensäure [Vitamin B_5]: wichtig für Stoffwechsel, Cholesterinbildung
▶ Pyridoxine [Vitamin B_6]: wichtig für Eiweißstoffwechsel
▶ Vitamin B_{12}: wichtig für Blutbildung, Wachstum
▶ Folsäure: wichtig für Bakterienwuchs-Stoffwechsel
▶ Vitamin K [Phyllochinone]: wichtig für Blutgerinnung, Wundheilung
▶ Nikotin(säure)amid [Vitamin PP]: wichtig für Zellstoffwechsel, Energiegewinnung, Nervensystem

Errichten der mikrobiellen Barriere
▶ Ansäuerung des Darmkanal-Milieus
▶ Produktion von dem Mikrobengleichgewicht dienenden und Mikroben abtötenden (Wasserstoffperoxid, Schwefelwasserstoff) Substanzen
▶ Erhöhung des Widerstands gegen die Besiedlung mit Krankheitserregern durch Besetzen möglicher Lebensräume mit »Freund«-Bakterien
▶ Besetzen der Rezeptoren äußerer und innerer Körperoberflächen

Training des Immunsystems
▶ Immunmodulation (Regulation / Veränderung)
▶ Immunstimulation (Anregung)
▶ Dämpfung überschießender Immunreaktionen

MENSCH UND MIKROBE

Eigenschaften wichtiger Bakterien im Verdauungstrakt

Bakterien-gattung	Stoffwechsel-eigenschaften	Eigenschaften + positiv − negativ	Anzahl ml Inh.V-trakt
Bifidobacterium	▶ Verwertung von Kohlenhydraten, pH-Optimum um 6	+ Wirkt der Fäulnisflora entgegen + Neutralisierung alkalischer Stoffwechselprodukte + Nährstoffversorgung der Grimmdarmschleimhaut mit kurzkettigen Fettsäuren + Kolonisationsresistenz*	10^9 bis 10^{12}
Bacteroides	▶ Verwertung von Kohlenhydraten ▶ Verwertung von Eiweiß, pH-Optimum 7 bis 8	+ Nährstoffversorgung der Grimmdarmschleimhaut mit kurzkettigen Fettsäuren + Kolonisationsresistenz*	10^9 bis 10^{12}
Escherichia coli Bakterienart mit unzähligen Varianten, darunter: physiologische, »friedlich« im Organismus lebende potentielle Krankheitserreger, sowie mit Sicherheit krankheitserregende Stämme	▶ Verwertung von Kohlenhydraten ▶ Verwertung von Eiweiß	+ Milieubereitung für anaerobe Keime + Kolonisationsresistenz* + Beeinflussung des Immunsystems (zellulär und die Körperflüssigkeiten betreffend) − Alkalisierung des Milieus der Grimmdarmschleimhäute bei erhöhtem Eiweißangebot (= Leberbelastung) − Ansäuerung des Milieus der Grimmdarmschleimhäute bei erhöhtem Kohlenhydratangebot (= Gasbildung)	10^6 bis 10^7
Enterococcus	▶ Verwertung von Kohlenhydraten ▶ Verwertung von Eiweiß	+ Ansäuerung des Darmmilieus + Wirkt der Fäulnisflora entgegen, vor allem im Dünndarm + Kolonisationsresistenz* im Dünnd. + Beeinflussung des Immunsystems (zellulär und die Körperflüssigkeiten betreffend)	10^6 bis 10^7
Lactobacillus	▶ Verwertung von Kohlenhydraten, pH-Optimum um 6	+ Ansäuerung des Darmmilieus + Wirkt der Fäulnisflora entgegen, vor allem im Dünndarm + Neutralisierung alkalischer Stoffwechselprodukte + Kolonisationsresistenz* im Dünndarm + Beeinflussung des Immunsystems (Makrophagen)	10^5 bis 10^7
Clostridium Krankheitserregende Arten: Clostridium difficile, Clostridium perfringens	▶ Verwertung von Eiweiß und Fett (Fäulnisflora)	− Alkalisierung des Darminhalts − Produktion teilgiftiger und giftiger stoffwechselwirksamer Substanzen (= Leberbelastung und Schädigung der Darmschleimhaut) − Veränderung organischer Verbindungen (= krebserzeug. Wirkung)	bis zu 10^5
Klebsiella Enterobacter Citrobacter Proteus Hafnia Pseudomonas	▶ Verwertung von Kohlenhydraten ▶ Verwertung von Eiweiß (Fäulnisflora)	− Überwiegend Alkalisierung des Darmmilieus − Produktion teilgiftiger und giftiger stoffwechselwirksamer Substanzen (= Leberbelastung und Schädigung der Darmschleimhaut)	bis zu 10^4

10^4 = Zehntausend
10^5 = Hunderttausend
10^6 = 1 Million
10^7 = Zehn Millionen
10^9 = 1 Milliarde
10^{12} = 1 Billion

*) Kolonisationsresistenz: Widerstand gegen die Besiedlung mit Krankheitskeimen

Abb. 15

Arten, Aktivitäten und Assoziationen

Mensch und Mikrobe leben normalerweise in friedlicher Koexistenz, in der es beiden aber in erster Linie ums eigene Überleben geht

Über die unzähligen und verschiedenartigsten Bakterien – von denen wir ja trotz sensationeller technischer Entwicklungen und Fortschritte in der Forschung nur den geringeren Teil wirklich kennen –, über die vielen krankheitsabwehrenden sowie die konträr krankheitserregenden Aktivitäten und über die wechselseitigen Vereinigungen dieser Mikroorganismen mit unserem menschlichen Organismus ist auf den vorangehenden Seiten schon so manches berichtet worden.

Doch die Vielfalt der Mikrobengesellschaften offenbart sich nicht nur in ihren breitgefächerten biochemischen Leistungen, sondern auch in der Vielzahl spezieller Fähigkeiten einzelner Mitglieder dieser Gesellschaften – so können unterschiedlichste Funktionen und differenzierte Aufgaben bestens erledigt werden. Jede Bakterienart entspricht demnach einem Spezialistentrupp. Die individuellen Leistungsspektren, die Anzahl und die Wechselwirkung zwischen den einzelnen Mikrobengesellschaften sind von besonderer Bedeutung. Fördernde oder entgegenwirkende Effekte sorgen für ein ausgeglichenes Kräfteverhältnis und letztendlich für ein stabiles System.

Im Dünndarm wird das Geschehen beispielsweise überwiegend bestimmt von Lactobazillen, Colibakterien und Enterokokken [*Enterococcus faecalis,* früher *Streptococcus faecalis*]. Das sind unbedingt, d. h. notwendig aerobe oder situationsbedingt auch anaerobe Mikrobengattungen. In der Dickdarmröhre dominieren dagegen – um nur die wichtigsten aus der Riesenschar zu nennen – dort erforderliche anaerobe Bakterien wie Bacteroides und Bifidobakterien. [*Bifidobacterium bifidum* hieß bis vor einigen Jahren noch *Lactobacillus bifidus* – lassen Sie sich dadurch nicht verwirren: Mikrobiologen verblüffen ihre Umwelt immer wieder aufs neue – leider auch, indem sie ab und zu einigen Mikroorganismen neue Namen verpassen.] Wie dem auch sei, die Summe mikrobieller Stoffwechselgeschehnisse bestimmt die Bedeutung einzelner

Mikrobenarten für die Vorgänge in unserem Körper.

Die Mehrzahl der unseren Organismus bewohnenden Bakterien hat überwiegend positive Einflüsse auf unsere Gesundheit und unser Wohlbefinden: die Ansäuerung des Dünndarmmilieus durch Lactobazillen und Enterokokken, die Nährstoffversorgung der Schleimhaut durch kurzkettige Fettsäuren, die Bacteroides und Bifidobakterien im Dickdarm bilden, das Unterdrücken möglicher oder wahrscheinlicher Krankheitserreger sowie die Beeinflussung des Immunsystems und vieles mehr. Negative Einflüsse mit zumeist geringen Auswirkungen entfaltet im allgemeinen nur die Minderheit der Mikroben.

Jeder von uns sollte jedoch beachten und wissen, äußere wie auch innere Faktoren können stets zu einer Mikrobenvermehrung mit negativen Folgen beitragen: So fördert beispielsweise fett- und eiweißreiche, ballaststoffarme Ernährung ein übermäßiges Wachstum von Clostridien-Bakterien – und die stehen im begründeten Verdacht, die Entstehung von Darmkrebs zu fördern.

Wir müssen uns immer wieder vor Augen führen: Stabilität oder Instabilität, Normalität oder Anormalität – die zahlenmäßige Ausgewogenheit wie auch die körpernotwendigen Eigenschaften der Bakterien sind ausschlaggebend für Gesundheit oder Krankheit. Die Mikrobenpopulationen sind genaugenommen eine Sozialgesellschaft im kleinen – eine kontinuierliche Auseinandersetzung zwischen komplexen Einzellergesellschaften zum Nutzen oder Schaden der Vielzellergesellschaft Mensch. Um in Harmonie mit uns zusammenleben zu können oder um uns eine solche vorzugaukeln, sind gefährliche Mikroorganismen in der Lage, sich dem Menschen anzupassen, indem sie sich in eine harmlosere Variante der eigenen Art verwandeln. Doch behandelt der Wirt Mensch seinen Gast Mikrobe nicht anständig, kann der Verwandlungsprozeß wieder »zurückgespult« werden – und mehr noch, aus dem einst harmlosen Bewohner wird eine Killermikrobe.

Die Mehrheit der Bakterien hat positive Einflüsse

Das Phänomen Symbiose

Ungleiche Lebenspartner im Balanceakt zwischen Dissonanz und Harmonie, Chaos und Ordnung

Opportunistische Krankheitserreger verursachen im Organismus normalerweise keine Krankheiten, wohl aber bei geschwächter Abwehrkraft

Selten ist ein Begriff so nachhaltig mißverständlich verwendet oder falsch ausgelegt worden wie der Begriff *Symbiose*. Schlägt man hierzu moderne Lexika auf, liest man als Definition: »Symbiose [griech.], das Zusammenleben artverschiedener, aneinander angepaßter Organismen zu gegenseitigem Nutzen«. Diese Begriffsbestimmung ist allzu einseitig und realitätsfern.

Die ursprüngliche Erklärung des deutschen Botanikers Anton Heinrich de Bary aus dem vorigen Jahrhundert (1879) verdeutlicht das. Sie entspricht noch und gerade heute den naturgegebenen Tatsachen und ist sehr präzise: »Die Symbiose ist das fortwährende und innige Zusammenleben ungleichnamiger Organismen – der Parasitismus ist die bekannteste und exquisiteste Erscheinung der Symbiose«. Trotz des anhaltenden Mißbrauchs des Begriffs Symbiose haben die Vorstellungen von de Bary in jüngerer Zeit eine wissenschaftliche Renaissance erfahren und sind in der modernen Mikrobiologie akzeptiert. De Barys Symbiose-Definition entspricht neuzeitlichen Erkenntnissen. Überträgt man das Symbiosebild von de Bary und der modernen Mikrobiologie auf die Mikroflora des Menschen, muß man feststellen, daß wir auch fortwährend und innig mit *opportunistischen Krankheitserregern* in einer durchaus »normalen« Symbiose zusammenleben. Unter unseren mikrobiellen Symbionten finden wir gleich eine ganze Palette dieser opportunistischen Mikroerreger, dazu neutrale, die uns weder etwas kosten noch etwas nutzen, einfach nur schmarotzende Mikroorganismen bis hin zu den Mikroben, mit welchen wir zum gegenseitigen Nutzen zusammenleben – ein Spektrum, das die Fülle evolutionärer Prozesse reflektiert. »Normalität« unserer körpereigenen Mikrofloren heißt demnach auch: Assoziationen mit vielen, möglicherweise krankheitserregenden Mikroorganismen, die jedoch normalerweise durch die anderen Mitglieder unserer Mikrobengesellschaften bestens unter Kontrolle gehalten werden. Dabei spielt auch unser Immunsystem eine Rolle: Opportunisten rufen als Kontra sofort das Prinzip der Immunisierung gegen krankmachende Erreger auf den Plan, bei der Mikroorganismen, die fortwährend im innigen, wechselseitigen Nutzen mit uns leben, unbehelligt bleiben.

Symphonie Mensch und Mikrobe

Die Symbionten Mensch und Mikrobe exerzieren ein regelrechtes Partnerschaftsspiel, das im Idealfall lebenslang harmonische Züge trägt, bei Dissonanzen aber dramatische Akzente setzt. Mißachtet einer der Lebenspartner die Ansprüche des anderen, gerät das symbiontische System aus dem Gleichgewicht – und das bedeutet nichts anderes, als daß der Mensch zum Patienten wird. Das Beispiel der Lebensgemeinschaft Mensch und Mikrobe zeigt Gesetzmäßigkeiten des Phänomens Symbiose auf, die für Gesundheit und Krankheit gleichermaßen von entscheidender Bedeutung sind.

Die Nutzen-Schaden-Wechselbeziehung ist ein wesentliches Element der Symbiose, die wir durch weltweite Forschungsanstrengungen der Mikrobiologen zunehmend und gesamtheitlich besser verstehen lernen. Eine Arbeitskommission internationaler Wissenschaftler hat in den letzten Jahren unter anderem das mit den Mikrobenpopulationen des Verdauungstrakts

verbundene Funktionsfeld des Symbiosegeschehens systematisiert. Das Ergebnis dieser Arbeit ist ein komplexes Ordnungsgefüge, das in manchen Punkten den akribisch beschriebenen Ahnungen von de Bary entspricht – jetzt aber erkannt und verstanden! Auffallend an dieser Ordnungseinteilung sind drei wichtige Aspekte:

■ Nützliche und neutrale Mikroorganismen machen das Gros der Mikrobenpopulationen des Verdauungstrakts aus und sind als »Dauermieter« Symbionten.

■ Opportunistische Krankheitserreger sind ständige Bewohner des Verdauungstrakts, also ebenfalls Symbionten. Sie können dem Organismus schaden, wenn das Mikrobengleichgewicht gestört ist, und sind gewissermaßen die Trainingspartner für das Immunsystem.

■ Natürliche Krankheitserreger haben mit der Symbiose nichts im Sinn und sind daher auch keine Dauermieter. Wenn sie von außen in den menschlichen Organismus eindringen, wollen sie ihm schaden. Viele dieser Erreger aktivieren das Immunsystem, und einige versuchen sich als Freunde zu maskieren, um der Immunabwehr auszuweichen.

Eine ähnliche Symbiosesymphonie wie im Verdauungstrakt wird auf unserer Haut gespielt. Die gesamte

Systematische Ordnung als Voraussetzung für die praktische Nutzung

Hautoberfläche des Menschen ist von einer charakteristischen Bakterienflora bewohnt. Ihre Nahrung beziehen die Mikroorganismen aus den im Schweiß enthaltenen Nährstoffen. Die Hautflora bildet Geruchssubstanzen, erzeugt also die Körpergerüche, und nutzt uns, indem sie eine Schutzfunktion gegen krankheitserregende Mikroben vermittelt. Wird das Symbioseverhältnis Hautflora – Mensch gestört, z. B. durch Antibiotika, kommt es zur Vermehrung von Pilzen und Hefen. Die Folge sind Haut- und andere Krankheiten.

Die Bedeutung der Symbiose für den menschlichen Organismus kann man sehr gut von der Bandbreite der Symbioseformen ablesen – da hat die Evolution wirklich nichts vergessen:

▶ *Ektosymbiose:* Einer der beiden Partner lebt außerhalb des Wirts.

▶ *Endosymbiose:* Der Partner wohnt im Inneren des Wirts.

▶ *Mutualismus [mutualistische Symbiose]:* Lebensgemeinschaft, in der beide Partner voneinander profitieren.

▶ *Neutralismus:* In dieser symbiontischen Assoziation leben beide Partner ohne gegenseitige Beeinflussung und erkennbaren Nutzen oder Nachteile zusammen.

▶ *Kommensalismus:* Eine enge Gemeinschaft, aus der nur einer der beiden Partner seinen Nutzen zieht, jedoch ohne daß der andere dadurch einen Schaden erleidet.

▶ *Parasitismus:* Nur einer der beider Partner ist der Nutznießer, der Parasit, während der andere Partner durch diese Schmarotzerei Schaden erleidet – dennoch eine häufig fortwährende Symbioseform.

»Wirt« ist die Bezeichnung für den in der Regel größeren Symbiosepartner

Die Partnerschaft Mensch und Mikrobe wäre im Grunde genommen auch aus Bakteriensicht in harmonischer Ordnung, wollten die Menschen diese Beziehung nicht stets in ihrem Sinn verändern oder gar in ihr dominieren. Dabei könnte der Mensch mit etwas »Toleranz« nur gewinnen, und dann wäre jeder von uns in der Lage, aus dieser Symbiose viele synergetische Nutzen zu ziehen.

III.
Komplexes Netzwerk Mensch

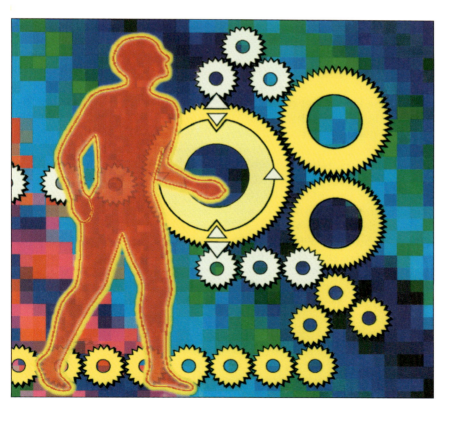

Das Netzwerk Mensch und Mikrobe, seine Abwehreinrichtungen und die Immunregulation werden von komplexen Wechselbeziehungen zwischen Nährstoffen, Mikrofloren, Schleimhäuten, Immunsystem und Nervenzellen geprägt.

Abb. 16

Abwehrsysteme, Mikroflora und Mukosa

Das Immunsystem ist nur ein Abwehrsystem in einem komplexen Verbund von Abwehrsystemen

Fast immer, wenn jemand sagt, »...mein Abwehrsystem ist geschwächt...«, ist das nicht nur recht ungenau, sondern – derart pauschal – in aller Regel unzutreffend. Zumeist ist damit das *Immunsystem* gemeint, aber das funktioniert nicht nur im Singular oder versagt kollektiv. Im übrigen ist »Immunsystem« ursprünglich die medizinische Sammelbezeichnung für alle körpereigenen Abwehrsysteme – und die sind wohl kaum alle gleichzeitig in gleicher Art und Weise geschwächt oder außer Kraft gesetzt. Außerdem heißt »immun« in unserem Sprachgebrauch nichts anderes als »unempfänglich« bzw. »unempfindlich«. Es muß neben der Immunabwehr zusätzliche Abwehreinrichtungen geben, um die erforderlichen unterschiedlichen und spezifischen Verteidigungsaufgaben gegen die vielen listigen und geballten Anfeindungen von außen zu erledigen.

In der Tat, unser Körper setzt nahezu jedem Gegner gleich ein ganzes Arsenal gestaffelter Abwehreinrichtungen entgegen, gesteuert von einer ausgeklügelten Netzwerk-Verteidigungsstrategie: Die Abwehrsysteme Ernährung und Nährstoffe, Mikrofloren und Schleimhäute, Immunsystem, Hormone und Nervenzellen – sie bilden einen engmaschigen Verbund an Erkennungs-, Schutz- und Zerstörungspotential. In der geforderten permanenten Abwehrschlacht sind die sozusagen wichtigsten Waffengattungen das Mukosa [*Schleimhaut*]-Immunsystem, das »eigentliche« Immunsystem und das »erweiterte« mit seinen sogenannten »Freßzellen«.

Das Mukosa-Immunsystem wird ab Seite 63 näher beschrieben – also welche Abwehrleistungen im Darmtrakt, aber auch in den Organbereichen Augen, Ohren, Nase, Mundhöhle, Atemwege, Bronchien, Milchdrüsen und im Urogenitaltrakt (Harn- und Geschlechtsorgane) erfüllt werden.

Über das Vernichtungsprinzip unserer Freßzellen berichten wir ab Seite 65.

Doch zunächst zum »eigentlichen« Immunsystem.

Das Immunsystem immunisiert durch Antworten

Das »eigentliche« Immunsystem schützt den Menschen von seiner Geburt bis ins hohe Alter vor dem schnellen und sicheren Tod durch Infektionen, hervorgerufen von Heerscharen krankheitserregender Bakterien, Parasiten, Pilze und Viren. Das Immunsystem reagiert auf eingedrungene Fremdorganismen und deren Giftstoffe »automatisiert«: Es blockt oder trägt zur Vernichtung bei. Dazu bedarf es eines genialen Erkennungssystems, das körperfremdes Material zuverlässig von eigenen Molekülen unterscheiden kann – ansonsten würden in einer Art »Harakiri« auch lebensaufbauende Stoffe vernichtet! Den Feind erkannt, heißt aber nicht gebannt – es braucht auch perfekte und spezielle Verteidigungswaffen, jederzeit verfügbar und einsetzbar, gleichgültig in welcher Gestalt, mit welcher Variante oder List der Aggressor angreift! Das Kontra unseres Immunsystems sind zwei unterschiedliche Immunantworten, deren Hauptakteure im Blut und anderen Körperflüssigkeiten zirkulieren.

Unser Blut besteht aus flüssigem Plasma, in dem für unterschiedliche Aufgaben verschiedene Zelltypen schwimmen, die nur begrenzt lebensfähig sind, permanent gebildet und von einer einzigen Zellart, den blutbildenden Stammzellen, im Knochenmark erzeugt werden. Das Blut enthält rote und weiße Blutzellen sowie *Blutplättchen*, die keine kompletten Zellen, aber dennoch wichtig für die Wundheilung (Blutgerinnung) sind. Die roten Blutzellen, *rote Blutkörperchen* genannt, bleiben immer in den Blutgefäßen und transportieren dort Sauerstoff und Kohlendioxid. Die *weißen Blutkörperchen* müssen dagegen durch die Blutgefäßwände wandern, um ihre Aufgaben bei der Abwehr von Eindringlingen erfüllen zu können. Sie bestehen aus vielen verschiedenen Typen, die in drei Hauptklassen eingeteilt werden:

■ *Granulozyten:* Es gibt *neutrophile* für die Vernichtung von Mikroorganismen, vor allem von Bakterien, *basophile* vermitteln Entzündungsreaktionen, und die *eosinophilen* haben den Auftrag, Parasiten zu zerstören.

■ *Monozyten* reifen außerhalb der Blutgefäße zu Makrophagen und sind gemeinsam mit den neutrophilen Granulozyten die wesentlichen »Freßzellen« unseres Körpers.

■ *Lymphozyten:* Das sind die weißen Blutkörperchen, die für die Immunität verantwortlich sind, weshalb wir wahrscheinlich klugerweise über rund 2 Billionen dieser Zellen verfügen – das entspricht in etwa dem Zellvolumen unseres

> Rote Blutkörperchen: Erythrozyten; weiße Blutkörperchen: Leukozyten

> Blut und andere Körperflüssigkeiten bilden die Transporteinheit für das Immunsystem

> »Lymph« bedeutet klares oder Quellwasser, und »Lymphe« ist eine farblose bis hellgelbe Körperflüssigkeit

Abbildung 17 zeigt die Entstehung der zwei Immunantworten sowie weitere Zellaktivitäten

Gehirns. Nun sind Präsenz und Menge zwar schön und gut, doch im menschlichen Organismus müssen sowohl die *Zellen* als auch die *Körperflüssigkeiten* unempfänglich für Krankheitserreger gemacht werden. Dieses Immunisieren erfolgt durch das erwähnte Kontra unseres Immunsystems, die zwei unterschiedlichen *Immunantworten*. Erst nachdem in den späten 1950er Jahren die bestimmende Rolle der Lymphozyten für die Immunität erkannt war, konnte in den darauffolgenden 1960er Jahren entdeckt werden, daß die erforderlichen Immunantworten durch zwei verschiedene Lymphozyten-Typen erfolgen, die man entstehungsbedingt »T« und »B« nannte:

T-Lymphozyten: verantwortlich für die Immunisierung von Zellen [auch *zelluläre* oder *zellvermittelnde Immunität* bzw. *Immunantwort* genannt]. T-Lymphozyten heißen sie, weil diese spezialisierten Abwehrzellen im Thymus geprägt werden. Die T-Zellen erkennen Eindringlinge an ihren körperfremden Eiweißstoffen, den Antigenen. Haben Viren eine Wirtszelle befallen, verraten sich diese durch ihre Antigene, und die befallene Wirtszelle wird als Immunantwort von den T-Lymphozyten getötet, bevor sich die Viren in diesen Wirtszellen vermehren können.

B-Lymphozyten: verantwortlich für die Immunisierung in den Körperflüssigkeiten [auch *humorale Immunität* bzw. *Immunantwort* oder *Antikörper-Antwort* ge-

NETZWERK MENSCH

nannt]. Das »B« steht für *Bursa-Äquivalent*. Da Menschen über keine *Bursa fabricii* verfügen, aus der sich B-Lymphozyten entwickeln können, entstehen unsere Bursa-abhängigen B-Lymphozyten im Knochenmark, dem sogenannten Bursa-Äquivalent. Diese B-Zellen entwickeln sich antigenstimuliert zu Gedächtnis- und Plasmazellen. Die wiederum bilden als Immunantwort Antikörper, auch Immunglobuline genannt, die an die Körperflüssigkeiten abgegeben werden und hier gegen eine Vielzahl von Krankheitserregern schützen.

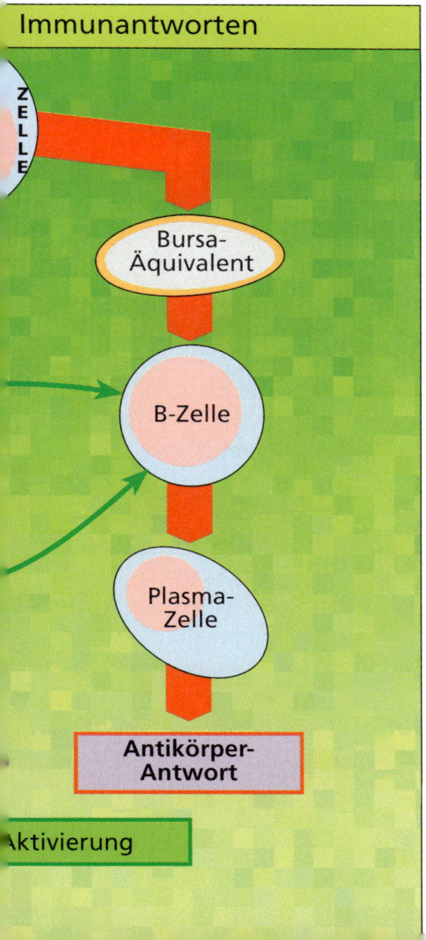

Bei der Raffinesse der Feinde ist jedoch gut nachvollziehbar, daß zwei einfache geradlinige Antworttypen zu schnell durchschaut würden und allein nicht ausreichend wären. So finden sich in unserem Immunsystem – in der Abbildung 17 in Grüntönen dargestellt – zusätzliche Differenzierungen, Abhängigkeiten und Ergänzungen unter den beiden Immunantworten sowie Regulierungen und Aktivierungen anderer Verteidigungssysteme – unter anderem:

Cytotoxische T-Zellen (T_C) töten virusinfizierte Zellen, T-*Helfer*zellen (T_H) fördern die Reaktionen anderer weißer Blutkörperchen, und T-*Suppressor*zellen (T_S) unterdrücken sie. T_H- und T_S-Zellen regulieren die T_C- und B-Zellaktivitäten, und darüber hinaus regen die T_H-Zellen die Makrophagen-Abwehr dazu an, eindringende Fremdstoffe vermehrt zu »fressen«.

Bursa fabricii: Lymphorgan der Vögel, bildet deren Ig-produzierende B-Lymphozyten

Ig: Immunglobulin (Antikörper gegen Krankheitserreger)

Mehrere Zellfamilien und -systeme sorgen für Antworten, Abwehr, Regulierung und Aktivierung

Abb. 17

[2] Phylogenese und Ontogenese unserer Abwehrsysteme beruhen auf der Notwendigkeit, Freunde von Feinden unterscheiden zu können

Die Phylogenese (Entstehung) des Immunsystems erfolgte parallel zur Entwicklung unseres Darm- und Verdauungstrakts

» Im Grunde genommen ist jede erlebte Zeit nur ein winziges Zeit-Fenster der Evolution, die vor vielen Jahrmillionen begann. Aus einfachen Anfängen entwickelten sich Einzeller, die sich zu Vielzellern zusammenschlossen – aus denen sich sowohl Organismen des Pflanzenreichs als auch Organismen des Tierreichs bildeten, die sich dann kontinuierlich fortentwickelten. Eine Entwicklung, die vor allem am Anfang in wässriger Umgebung stattfand und in ständiger Präsenz von Einzellern.

So ist es entwicklungsgeschichtlich verständlich, wenn sich im Lauf von Jahrmillionen zwischen den Einzellern und Vielzellern gegenseitige Abhängigkeiten und Bedürfnisse ausgeprägt haben. Diese evolutionären Vorgänge betrachten wir nun einmal mit Blickrichtung auf die Entwicklung des Immunsystems. Schon die Einzeller hatten ein Problem, mit dem sich auch die Vielzeller heute noch häufig herumschlagen, nämlich das der Selbstfindung, -abgrenzung und -identifikation. Um die Integrität ihrer Zellstruktur aufrechtzuerhalten, mußten sie Mechanismen entwickeln, mit deren Hilfe sie zwischen der Umwelt und sich selbst unterscheiden konnten, zwischen außen und innen – und besonders wichtig, auch zwischen Freund und Feind. Solche Erkennungseinrichtungen trugen die ersten Vielzeller auf der unmittelbaren Oberfläche zu ihrer Umwelt. Sie entwickelten sich mit dem Ziel, stets unterscheiden zu können, »dies ist mir nützlich, jenes ist mir schädlich«. Im Gefolge stülpte sich der Urdarm ein, und damit gelangten äußere Einrichtungen ins Körperinnere. Von dort aus wanderten in der weiteren Entwicklung einige dieser Einrichtungen in die Körperhöhlen. Schließlich brach der Urdarm zum heutigen Verdauungstrakt höherer Tiere durch – parallel zur Evolution komplexer Abwehreinrichtungen im Körperinneren und an den Grenzflächen zur Außen-

NETZWERK MENSCH

welt. So steht heute das Wirbeltier Homo sapiens mit einem komplexen, hochentwickelten Immunsystem vor uns. Es ist durchaus korrekt, wenn der Immunologe Heeremans sagt, entwicklungsgeschichtlich sei der Darm die Wiege unseres Immunsystems. Ausgehend von diesen inneren Oberflächen konnten sich Thymus, die Bursa fabricii bei Vögeln und als Äquivalent das Knochenmark bei Menschen, die Lymphknoten und das gesamte Lymphsystem, die Milz und die große Vielfalt der Abwehreinrichtungen entwickeln.

Vor etwa 20 bis 30 Jahren – »in der guten alten Zeit der Immunologie, als die Welt noch einfach war« – stellte sich das Immunsystem wie folgt dar: Aus einer Stammzelle entwickelten sich nach Durchlaufen des Thymus und entsprechender Prägung durch Hormone einerseits T-Zellen, die die zelluläre Immunantwort vermitteln, und andererseits während der Passage des Bursa-Äquivalents die B-Zellen, die sich zu Plasma-Zellen entwickeln, ihrerseits dann Antikörper produzieren und somit die humorale Immunität repräsentieren. Doch bereits heute ist diese Welt viel »komplizierter« und wahrscheinlich stellt sie sich uns künftig noch »verwickelter« dar. Nach wie vor gibt es zwar die Grundsysteme der T- und B-Zellen. Aber zwischen diesen beiden Systemen sind zahlreiche andere Zellsysteme, ganze Zellfamilien angesiedelt: relativ einfache wie die Makrophagen oder die schon etwas komplizierteren T-Helfer- und T-Suppressorzellen als Beispiele für viele Regulationsmechanismen. Die T-Helfer- und T-Suppressor-Zellkarusselle regeln sowohl die Aktivitäten des B- als auch die des T-Zellsystems – entweder herauf oder herunter. Das ist darum besonders hervorzuheben, weil wir aus jüngsten Daten über die Funktion dieser Zellkarusselle einiges gelernt haben, was zum grundsätzlichen Verständnis mikrobiologischer Behandlungen wichtig ist. Schaut man sich ein Lehrbuch-Schaubild »Der Mensch und sein Immunsystem« an, könnte man den Eindruck gewinnen, es sei mehr oder weniger gleichmäßig über den gesamten Körper verteilt. Das ist aber nicht der Fall! Tatsächlich finden wir rund 85 % des Immunsystems dort, wo es entwicklungsgeschichtlich herkommt: im Bereich des Verdauungstrakts. Wir können heute sogar sagen, es befindet sich im Körperinneren in den Schleimhautbereichen, wo sich das Mukosa-Immunsystem etabliert hat.

Abbildung 17, Seiten 56+57, zeigt die Entwicklung der T- und B-Grundsysteme und deren Verknüpfungen

Die Bezeichnung Mukosa-Immunsystem stammt aus der Erkenntnis, daß die Mukosa ein eigenständiges Abwehrsystem besitzt

Ektoderm: äußeres Keimblatt; Mesoderm: mittleres Keimblatt; Entoderm: inneres Keimblatt

GALT: Gut (= engl. für Darm) Associated Lymphoid Tissue [Darm-Assoziiertes Lymphgewebe]

DIE ENTWICKLUNG DES MUKOSA-IMMUNSYSTEMS

Um die Entwicklung des Mukosa-Immunsystems besser verstehen zu können, fangen wir ganz »klein« an und betrachten die Embryonal-Ontogenese (Entwicklung). Der menschliche Embryo entwickelt sich aus den drei Keimblättern Ektoderm, Mesoderm und Entoderm. Das Entoderm spielt im Licht jüngster immunologischer Erkenntnisse eine besondere Rolle – es ist nämlich die morphologische Grundlage für das, was wir heute »Mukosa-Immunsystem« nennen. Aus dem Entoderm entwickeln sich der gesamte Verdauungstrakt nebst einer Reihe damit verbundener Organe und Gewebe, alle ausgekleidet mit Schleimhäuten. Diese Schleimhäute sind zumeist Kandidaten für die später in der Ontogenese erfolgende Besiedlung mit Mikroben.

Erste wesentliche Erkenntnisse über das Mukosa-Immunsystem gewann man vor etwa 20 bis 25 Jahren, nur hat man es damals noch nicht so bezeichnet. Dieser Begriff wurde erst vor wenigen Jahren eingeführt, als die Bedeutung der Schleimhäute für das menschliche Abwehrsystem zunehmend erkannt wurde. Der Darm war damals ein bevorzugtes Zielobjekt internationaler Forschungen. Bekannt aber war bereits im vorigen Jahrhundert, daß die Darmwand sehr reich an lymphatischem Gewebe ist. Auch wurden zu jener Zeit schon Beobachtungen über die Funktionen der Darmwand angestellt, deren Erkenntnisse allerdings, wie häufig in der Medizin, in gewissen Dogmen untergegangen sind. Eigentlich hat man erst wieder in den letzten zwei bis drei Jahrzehnten mehr über die tatsächliche Funktion der Darmwand gelernt und begriffen. So spricht man seit rund 20 Jahren vom System der »lokalen Immunität« in der Darmwand, und später manifestierte sich unter Fachleuten der Begriff »GALT« als wesentlicher Teil des Mukosa-Immunsystems. Heute wissen wir: Elemente der zellulären und der humoralen Immunität sind in der Darmwand bedeutend. Auch wissen wir, daß T-Lymphozyten im Epithelialbereich und im Darmlumen – also aus entwicklungsgeschichtlicher Sicht eigentlich außerhalb des Körpers – ihre Aufgaben erfüllen.

Die letzten zwanzig Jahre vermitteln uns sogar Erkenntnisse über sekretorische Immunglobuline, vor allem über das sekretorische

A-Immunglobulin (s-IgA):

IgA-Moleküle passieren auf dem Weg aus dem Körperinneren die Darmwand, um schließlich die innere Oberfläche des Darms auszukleiden – so bilden die Schleimhäute eine Schutzschicht als Grenzfläche gegenüber der Umwelt.

BAKTERIEN KÖNNEN DURCH WÄNDE WANDERN

Noch ein kleiner Ausflug in die jüngere Vergangenheit: Walker und Isselbacher, rund zwanzig Jahre ist das jetzt her, hatten sich Gedanken gemacht, wie das seinerzeit so bezeichnete System der »lokalen Immunität« [heute »GALT«] eigentlich funktioniert. Wie arbeitet diese Grenzschicht, und wie finden dort Transporte statt? Denn man wußte schon länger, da wird etwas transportiert! Wieder fiel ein Dogma: Noch in den 1960er Jahren wurde gelehrt, lediglich niedermolekularen Substanzen sei es möglich, durch osmotische Prozesse in eine Zelle zu gelangen und sie zu passieren. Heute wissen wir: Es gibt eine ganze Reihe unterschiedlicher Transportmechanismen. Zunächst gibt es natürlich die genannten osmotischen Prozesse, bei denen niedermolekulare Substanzen durch Darmwände wandern. Doch es gibt auch die Möglichkeiten des interzellulären Transports, und mit Hilfe der Persorption können sogar Partikel bis zu einer Größenordnung von 150 µ – das sind fast sichtbare 0,15 mm – durch Darmwände transportiert werden. Das ist ähnlich phantastisch wie das »Beamen« in Science-fiction-Filmen – hier aber Realität. Große Moleküle, z. B. Proteine, können mit Hilfe des Endozytose-Prozesses über Phagosomen in das Körperinnere transportiert werden. Einen emsigen Hin- und Hertransport gibt es auch bei Mikroorganismen – für Bakterien sind selbst Darmwände kein Hindernis. Es findet also ein äußerst lebhafter und intensiver Austausch statt. Natürlich kann man sich jetzt gut vorstellen, daß Vielzeller, die um ihre Integrität bemüht sind, gerade bei derart regem Grenzverkehr dafür sorgen, daß alle Transporte genauestens kontrolliert werden. Das Experiment von Walker und Isselbacher über eine derartige Transportkontrolle war seinerzeit gleichermaßen einfach wie überzeugend: Sie nahmen ein Protein, einen Fremdkörper, der normalerweise ungehindert durch die Darmwand marschiert (ein Antigen), und haben damit immuni-

Siehe hierzu auch Abbildung 18, Seite 64

Translokation: durch die Darmwand wandern

Osmotisch: Diffusion durch Scheidewände zum Ausgleich von Gas- oder Flüssigkeitskonzentrationen

s-IgA$_1$-Moleküle »bewachen« die Mukosaschicht, und s-IgA$_2$-Moleküle sind die »Kundschafter« im Darmlumen. Das »s« steht für sekretorisch

siert. Nun geschah, was in solchen Fällen durchaus normal ist: Es wurden Antikörper gebildet. Überraschend war, daß diese Antikörper durch die Darmwand ausgeschieden wurden – zu jener Zeit nahm man ja noch an, Antikörper würden nur in der Lymphe, im Blut und in Gewebeflüssigkeiten zirkulieren. Zum ersten Mal konnte die Funktion sekretorischer Immunglobuline beobachtet werden: Nach dem Transport durch die Schleimhaut kommt es im Darmlumen zur klassischen Koppelungsreaktion zwischen Antigen und Antikörper. Der Transport »feindlicher« Substanzen wird dadurch entweder vollständig blockiert oder aber kontrolliert und reguliert.

Damals hat man wohl erstmalig begriffen: Unser Immunsystem ist nicht nur ein System, das vor Ansteckung schützt, sondern hier hat man es mit einem komplizierten Mechanismus zu tun, ja mit einem Räderwerk. Auf jeden Fall hatte man richtig erkannt, daß unser Immunsystem etwas mit der Kontrolle von Transportmechanismen und mit dem Stoffwechsel zu tun hat.

Immunglobuline sind spezifische Einrichtungen des Immunsystems, mit deren Hilfe sehr genau zwischen Freund und Feind, nützlich oder schädlich unterschieden werden kann. Und genau das machen die sekretorischen Immunglobuline in den Grenzbereichen der Darmwand – aber nicht nur da, das geht weit über den bisher hauptsächlich betrachteten Darm hinaus: So wird verständlich, warum insbesondere der Mund-, Nasen- und Rachenraum reichlich mit lymphatischem Gewebe versorgt sind. All diese Bereiche sind nämlich nichts anderes als Bestandteile des Mukosa-Immunsystems, in denen das gleiche geschieht wie im Darm. Alles Ankommende, jedes Molekül, jedes Partikel und jeder Mikroorganismus werden abgetastet und geprüft: »Bist du nützlich, bist du schädlich, bist du Freund, oder bist du Feind?« Erkenntnisse, die daraus erwachsen, werden dem System mitgeteilt und dort entsprechend verarbeitet.

NETZWERK MENSCH

Abwehreinrichtungen und ihre Staffelung

Darmbakterien schützen vor Augenentzündungen und selbst Säuglinge beim Stillen: Das mutet auf den ersten Blick paradox an, doch wir wissen, im menschlichen Körper ist alles verzahnt. Abbildung 18 zeigt, auf welchem Weg Darmbakterien welche Organe und Organfunktionen vor Eindringlingen verteidigen.

Zur Erinnerung: Gleichgültig, ob wir Bakterien über unsere Nahrung oder anderweitig oral einnehmen, sie gelangen immer in den Darm, genauer in den **Darmkanal.** Im Feuchtklima der **Schleimhäute** des Darmkanals fühlen sich diese Mikroorganismen außerordentlich wohl – es erfolgt eine regelrechte Besiedlung und im Gefolge eine entsprechend üppige Vermehrung. Das ist quasi der Entstehungs- und kontinuierliche Regenerationsprozeß unserer Darmflora, Ausgangspunkt des Mukosa-Immunsystem-Kreislaufs.

Durch die eingenommenen Bakterien gelangen **Antigene** in die unteren Schleimhautzellschichten des Darmkanals [*Intestinale Mukosa*]. Auf diese Antigen-Fremdkörper reagiert nun das Abwehrsystem und bildet *Antikörper*-Eiweißstoffe, die *IgA*-Moleküle. Dieses Miteinander, als »*Antigen-Antikörper-Reaktion*« bezeichnet, aktiviert nunmehr zunächst **Lymphoblasten**, das sind die jugendlichen Stammzellen der *Lymphozyten*, mit denen wir jetzt in der Abbildung weiterreisen: Sie wandern über die *Lymphgefäße* in den **Lymphknoten**, wo sie für ihre Aufgabe, spezielle Antikörper der IgA-Klasse zu bilden, heranwachsen. Vom Lymphknoten – der Kläranlage des *Lymphsystems*, die fremde Mikropartikel und Giftstoffe aus der Lymphflüssigkeit herausfiltert – gelangen die Lymphozyten zum **Ductus thoracicus**. Von dort erreichen die Lymphozyten als aktive IgA-Plasmazellen über das Blutsystem die Schleimhäute des *Respirationstrakts* (Nase, Rachen, Kehlkopf, Luftröhre, Bronchien), des *Gastrointestinaltrakts* (Magen, Darm) und des *Urogenitaltrakts* (Nieren, Blase, Geschlechtsorgane). Hier kommt es bei erneutem Antigenkontakt wiederum zu einer *IgA*-Antikörperbildung. Dadurch wer-

Bakterien prägen das Mukosa-Immunsystem

Zytokin: Signalmoleküle der Immunregulation / -antwort

den nochmals Lymphozyten aktiviert – und zusätzlich in unteren Zellschichten auch *Phagozyten*, seßhafte Makrophagen, also Freßzellen, die Fremdstoffe unschädlich machen und zu einer Freisetzung von *Zytokin* führen, um die Immunantwort zu regulieren. All das führt zu vermehrten und erhöhten Abwehrleistungen in den Bereichen Augen und Ohren, Mundhöhle und Nase, Atemwege und Bronchien, Milchdrüsen sowie im gesamten Darm- und Urogenitaltrakt.

Folgen wir in der Abbildung dem Blutkreislauf weiter, treffen wir auch auf diejenigen ***IgA-Plasmazellen***, die die Immunglobuline »**c**« und »**s**« produzieren, womit unsere Rundreise wieder im Darmkanal angelangt ist.

IgA: *I*mmun*g*lobuline der Klasse ***A****,* Antikörper gegen Viren und Bakterien, neutralisieren Giftstoffe [Toxine]; c = cytotoxische, s = sekretorische
IgA-Plasmazellen: Produzenten der A-Immunglobuline
Antigen: Artfremde Substanz, löst als Reaktion die Immunantwort des Immunsystems auf »Eindringlinge« aus
Lymphoblasten: Stammzellen der weißen Blutkörperchen [Lymphozyten]
Lymphknoten: Filterorgan des Lymphsystems
Ductus thoracicus: Milchbrustgang, sammelt und transportiert die Lymphflüssigkeit

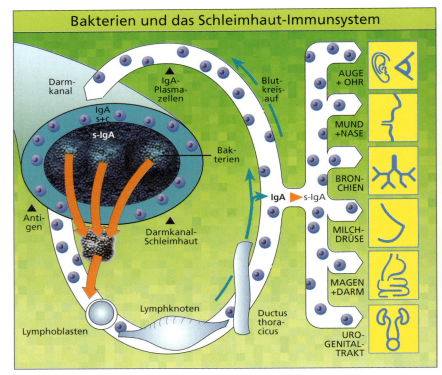

Bakterien und Antigen-Antikörper-Reaktion

Abb. 18

NETZWERK MENSCH

Mukosabarrieren und Immunabwehr werden durch Freßzellen ergänzt

Eine Art »letzte Instanz« gegen eingedrungene Fremdstoffe bilden die bereits mehrfach erwähnten sogenannten »Freßzellen«, deren offizieller Name *Phagozyten* ist. Häufig werden diese nützlich-gefräßigen Gesellen jedoch auch als *Makrophagen* bezeichnet, damit sind dann allerdings nur die großen Phagozyten gemeint, eine von drei Phagozyten-Zellfamilien. Um besser verstehen zu können, wie diese Freßzellen eingedrungenen Fremdstoffen den Garaus machen, die die anderen Abwehrbarrieren überwunden oder noch nicht erreicht haben, schauen wir uns die Abbildung 19 an: »**A**« zeigt nochmals das Prinzip der Immunabwehr auf, aber auch die Rolle der Lymphozyten als Unterscheidungszellen, um der Freßzelle »**B**« mitzuteilen, es seien unerwünschte Störenfriede im Haus, die attackiert werden müßten. Durch

Phagozytenfamilien: neutrophile Granulozyten, Monozyten und Makrophagen, siehe Seiten 55 / 56

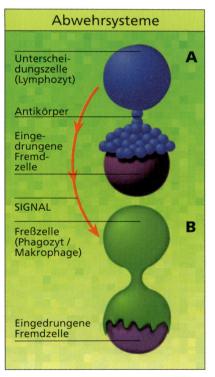

Abwehren und vernichten **Abb. 19**

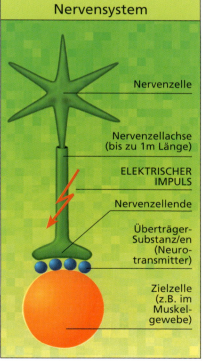

Erkennen und weiterleiten **Abb. 20**

Abbildung 19: »A« veranschaulicht das Prinzip des Immunsystems und »B« das der Freßzellen

65

Abwehr und Nervensystem sind ein funktionell vernetztes Gefüge

differenzierte Lymphozyten-Informationen werden in unserer Blutflüssigkeit mobil patrouillierende Phagozyten und im Gewebe seßhafte Makrophagen aktiviert, um die eingedrungenen Fremdstoffe zu verschlingen, sie mittels Enzymen aufzulösen und so zu vernichten. Die Differenzierung zwischen »fremd« und »eigen« gelingt dabei nach einem klugen Prinzip: Phagozyten erlernen den gemeinsamen »Fingerabdruck« der körpereigenen Stoffe, und alles, was nicht diesen Fingerabdruck trägt, wird angegriffen. Das erfolgt nach Zuständigkeitsbereichen, Alveolar-Makrophagen sorgen beispielsweise in der Lunge für Ordnung und mobile oder seßhafte Freßzellen in den Lymphknoten.

Unser *Nervensystem* ist eine Funktionseinheit des zentralen, peripheren und vegetativen Nervensystems. Die generellen Aufgaben sind Reize erkennen, als Signal weiterleiten, interpretieren, Reaktionen oder Aktionen erzeugen und koordinieren. Die Regelung von Vitalfunktionen wie z. B. Stoffwechsel, das Zusammenwirken einzelner Körperteile und Wechselwirkungen mit dem Immunsystem erfolgen durch das vegetative Nervensystem. Die Abbildung 20 zeigt schematisch, wie das funktioniert: Eine Nervenzelle erhält beziehungsweise erkennt einen Reiz und bildet einen elektrischen Impuls als Aktionspotential, der sich entlang der Nervenzellachse fortpflanzt. Am Nervenzellende angekommen, bewirkt dieser Impuls die Ausschüttung von sogenannten *Neurotransmittern*. Sie übermitteln der benachbarten Zielzelle wie ein Botschafter den in der Nervenzelle empfangenen Reiz. Jetzt kann die Zielzelle entsprechend reagieren. Auf diese Art und Weise wird nahezu ohne Zeitverzug jeder x-beliebige Schmerz übertragen, es werden Handlungen entfernter Körperteile koordiniert, blitzschnelle Reaktionen ermöglicht und funktionsverschiedene Systeme vernetzt.

Sind alle Verteidigungslinien gut besetzt, haben Eroberer kaum Überlebenschancen

Wenn wir unsere gesamten Abwehreinrichtungen im Überblick betrachten, erkennen wir, daß unter normalen Umständen ein Durchkommen so gut wie nicht möglich ist. Bevor Krankheitserreger im menschlichen Organismus ihr fatales Ziel »Infektion« erreichen, wird ihnen nämlich ein im wahrsten Sinn des Wortes »mörderischer« Hindernislauf abverlangt – denn im Prinzip entsprechen die menschlichen Abwehreinrichtungen in ihrer Staffelung einer Art Hindernisstrecke. Ob überhaupt und wenn ja in welchem Umfang

NETZWERK MENSCH

der eine oder andere bakterielle oder virale Erreger die jeweilige Sperre überwinden kann, hängt nicht zuletzt von deren unterschiedlichen Fähigkeiten ab:

Die erste Barriere heißt Kolonisationsresistenz. Hier blocken die körpereigenen Mikrofloren die Ansiedlung möglicher Eindringlinge. Die Krankheitskeime, die diese Hürde trotzdem überwinden, können zwar den Darmkanal kolonisieren, werden jedoch von der Mukosa-Mauer mit ihrem Schleimhaut-Immunsystem am weiteren Vordringen gehindert. Natürlich können auch einige der verbliebenen Mikroerreger selbst diesen Schutzwall überwinden, woraufhin die eigentliche Invasion des Organismus erfolgt. Dem stemmt sich nun als letzte Hürde die Mehrfachabwehr des Immunsystems mit »Antigen-Antikörper-Reaktionen« plus »Freßzellen« entgegen. Daran scheitern dann normalerweise die restlichen Eindringlinge, sofern zuvor die beiden Hindernisse »Kolonisations-Resistenz« und »Mukosa-Immunsystem« stark genug waren, bereits einen Großteil der eingedrungenen Krankheitserreger unschädlich zu machen. Falls nicht, werden viele der Erreger, die »überlebt« haben ihr schädliches bis tödliches Ziel Infektion erreichen.

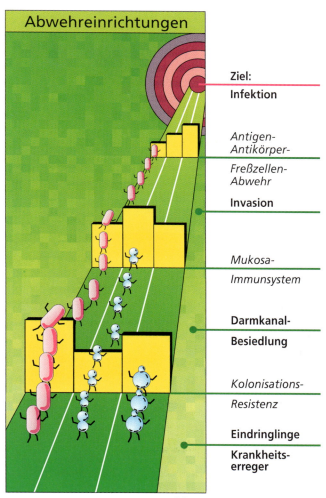

Je Erreger mehrere Barrikaden **Abb. 21**

Psycho-Neuro-Endokrino-Immunologie

Vor zwanzig Jahren wurde jeder noch so seriöse Wissenschaftler oder Mediziner von nahezu jedem Kollegen oder Patienten ausgelacht, wenn er behauptete, eine Hauterkrankung hätte etwas mit Zuständen im Darm zu tun. Heute sieht man das anders, differenzierter. Denn natürlich sind da Zusammenhänge.

Wir haben begriffen: Krankheiten gründen in den seltensten Fällen auf nur eine Ursache – zumeist werden wir gleich mit einer Palette ursächlicher Faktoren konfrontiert. Und die Häufigkeit der *Polyätiologie* bei den meisten Krankheitsbildern wird verständlich, wenn wir uns an das beschriebene winzige Zeitfenster erinnern, die Theorie der stammesgeschichtlichen Entwicklung von Organismen und Menschen des deutschen Zoologen Ernst Haeckel von 1894 berücksichtigen und aktuelle Erkenntnisse von Immunologen über die Evolution des Immunsystems einbeziehen.

Nehmen wir als Beispiel die *Neurodermitis* oder besser erweitert die *Dermatitis*. Die »Übersetzung« dieser Krankheitsbezeichnung liefert bereits den ersten Schlüssel zur Vielursächlichkeit: »chronisch entzündliche Hauterkrankung (*Derma* = Haut), zu den Ekzemen zählend, Juckflechte; auf Basis chemischer, mikrobieller, nervaler, parasitärer, physikalischer Störungen / Ursachen«. Wie die nebenstehende Abbildung 22 veranschaulicht, bleiben die Vielschichtigkeit, das Räderwerk und die Verzahnung vieler Krankheitsfaktoren bestehen, selbst wenn wir das Beispiel auf Neurodermitis eingrenzen. *Neur* hat die Wortbedeutung von Nerv, entsprechend reden wir hier von einer Hautkrankheitsvariante, die wahrscheinlich nervlich bedingt ist. Trotzdem ist auch für solche Erkrankungen und deren Verlauf eine Fülle von Faktoren mitbestimmend: von der genetischen Disposition über die Mikrofloren und Immunsystem-Funktionen bis hin zum Nervensystem – also kurz, das gesamte Umfeld.

Zusätzlich ist zu beachten, daß die aufgezeigten Faktoren einerseits auslösende Faktoren sind, zugleich

---

Mehrere verzahnte Krankheitsursachen (poly: viel)

aber auch betroffen sein können. Es ergäbe also gesamtheitlich keinen Sinn, hier linear und einseitig z. B. die erkrankte Hautpartie zu behandeln, denn das würde den gleichfalls betroffenen anderen Teilen des Systems kaum etwas nutzen.

Was für Hauterkrankungen gilt, trifft auch auf den Großteil der anderen Krankheiten zu. Ursachen gibt es stets eine Menge, aber viele von ihnen liegen für uns noch im dunkeln – man muß nur einmal an die verständlichen, nicht endenden Diskussionen über das Thema Krebs denken. Angesichts solcher Verzahnungen wundert es nicht, wenn man heutzutage als Ergänzung zur bisherigen Konzentration auf die Immunologie von einer Neuro-Immunologie spricht – so wird die Wissenschaft über nervenabhängige immunbiologische Reaktionen bezeichnet. Ja, man spricht bereits von einer Psycho-Neuro-Immunologie, also gekoppelten seelisch-nervlichen Abhängigkeiten. Und als ob das nicht schon reichen würde, konfrontieren uns die Fachleute jetzt sogar mit dem Begriff Psycho-Neuro-Endokrino-Immunologie. Es sollen also zusätzlich Erkenntnisse über die endokrinen Drüsen, die ihre Hormonsekrete direkt in die Blutbahn abgeben, bei der Erforschung von Krankheiten verstärkt berücksichtigt werden. Auf der Spurensuche nach den Krankheitsursachen, ihrer Verhinderung und Behandlung mußte sich die Wissenschaft mit Blick auf den Menschen als Netzwerk zunehmend spezialisieren. Die Schulmedizin hat akzeptiert, daß die Wirklichkeit wesentlich komplexer ist, als zunächst angenommen wurde. Gleichzeitig fängt man weltweit an zu verstehen, daß man sich schnellstmöglich von dem Dogma »eine Erkrankung, eine Indikation, ein Medikament« verabschieden muß – das Prinzip »pro Problem eine spezielle Pille« wird übrigens in keinem anderen Staat derart gehegt und gepflegt

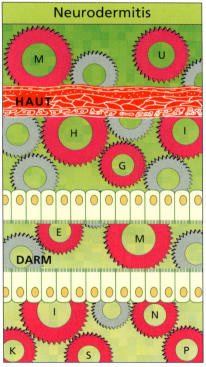

Räderwerk Krankheitsursachen **Abb. 22**

M = *Mikroflora*
U = *Umwelt*
H = *Hautzustand*
G = *Genetische Veranlagung*
I = *Immunsystem*
E = *Ernährung*
K = *Endokrines System*
S = *Stoffwechsel*
N = *Nervensystem*
P = *Psyche*

Mit über 40.000 Produkten, 18.000 zugelassenen Arzneimitteln und rund 12.000 Darreichungsformen ist Deutschland Weltmeister im Medikamenten-»Dschungel«

wie in Deutschland. Der Mensch ist nun mal ein kompliziertes Netzwerk und keine lineare Aneinanderreihung von Planquadraten. Alteingefahrene Behandlungsschemen, Patientenakzeptanz, das Denken und Handeln der Gesundheitsverantwortlichen und die Gesundheitsvorsorge einschließlich des Ernährungsbewußtseins werden sich in vielen Bereichen ebenso ändern müssen wie tradierte Industrieinteressen – dabei können alle Beteiligten nur gewinnen.

Global betrachtet, ist unsere Gesundheit Teil eines allumfassenden Netzwerks, bestehend aus Netzwerkelementen und Schaltstationen. Unsere Ernährung und die Mikroflora, das Mukosa-Immunsystem, das humorale und das zelluläre Immunsystem, die Freßzellen, das Nervensystem, das Hormonsystem und genetische Faktoren: Dieses Netzwerk ist nach außen mit den Kreisläufen der Stoffe verbunden und untrennbar abhängig von denen anderer Lebensformen. All diese Systeme sind äußerst sensibel. Werden Abläufe oder Funktionen aus dem Gleichgewicht gebracht, erkranken die betroffenen Organe, Lebewesen oder Strukturen zwangsläufig. Werden gar Systemvernetzungen außer Kraft gesetzt, so kann das nicht nur zum Tod der direkt betroffenen Strukturen führen, sondern vernetzungsbedingt unweigerlich auch das gesamte Umfeld treffen.

IV.
Wissenschaft und Medizin

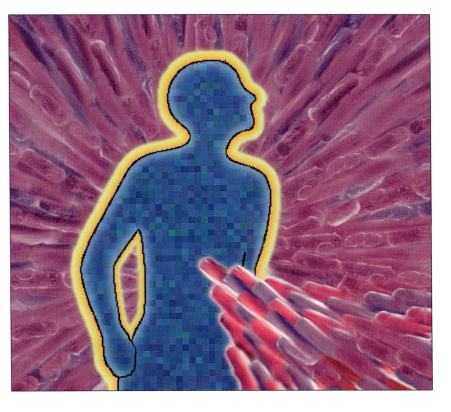

Der Prüfstand Alltag hat die medizinische Praxis in einen Irrkreis geführt. Weltweit sind die Fachleute besorgt und fordern neue Strategien zur Vorsorge vor und Abwehr von Krankheitserregern, aber auch zur risikoärmeren Behandlung von Infektionserkrankungen.

Abb. 23

Geht die vielgelobte Antibiotika-Ära ihrem Ende entgegen?

Antibiose: von Mikroorganismen ausgehende wachstumshemmende oder abtötende Wirkung auf andere Mikroorganismen

Die angewandte Wissenschaft hat in der medizinischen Praxis häufig Probleme bei der Umsetzung von Erkenntnissen und Entdeckungen. Vor allem Antibiotika stehen in der Kritik, langzeitlich nicht gehalten zu haben oder halten zu können, was sich die Anwender von ihnen versprochen haben. Viele Fachleute reden vermehrt vom Krankwerden durch Antibiotika, und andere prophezeien deren baldiges Ende. Einige Hintergründe wurden bereits erwähnt – doch ist eine solche »Panikmache« gerechtfertigt, haben die Sensationsberichterstatter recht, oder sind das alles nur Auswirkungen gesteuerter Interessen – was sind die wahren Fakten?

Zunächst einmal: »Anti« und »bio« kommen aus dem Griechischen und bedeuten »gegen / vor« sowie »Leben / Lebensvorgänge«. Der Begriff »Antibiotikum« ist von »Antibiose« abgeleitet und bezeichnet Wirkstoffe mit wachstumshemmender oder abtötender Wirkung auf {krankheitserregende} Mikroorganismen; warum »krankheitserre-

gende« in diese Sonderklammer gesetzt ist, erklärt sich auf den Folgeseiten. Antibiotika sind entweder Stoffwechselprodukte oder heute in vielen Fällen deren chemisch-synthetische Derivate, in Form von Mono- oder kombinierten Breitbandsubstanzen. Letztere dienen dazu, möglichst vielen unterschiedlichen, gefährlichen Mikroorganismen den Garaus zu machen.

An dieser Stelle muß man sich vor dem Fehler hüten, »antibiotisch« mit dem Begriff »Antibiotika« gleichzusetzen. Antibiotisch, also gleichwohl antimikrobiell, wirken nämlich auch eine Fülle anderer Stoffe, Produkte und Verhaltensweisen – und einige davon kannte, nutzte und lebte man schon lange vor Erfindung der Antibiotika: Das herzogliche Florentinergeschlecht der Medici stellte bereits im 14. Jahrhundert fest, daß durch Silberbesteck und -teller Durchfallerkrankungen vermieden wurden, und gute zwei Jahrhunderte später lebte ein anderer Herzog nach gleicher prophylaktischer Devise: Wallenstein. [Vorweggenommen zu einem der folgenden Unterkapitel

WISSENSCHAFT & MEDIZIN

»... *neue Strategien*«: 1997, also nochmals knapp vier Jahrhunderte später, werden erstmals Kunststoff-Katheterschläuche mit Silber bedampft und patentiert. Die zuvor relativ hohe Sterblichkeitsquote bei der Katheteranwendung wird dadurch erfolgreich reduziert. Hintergrund: Silber wirkt antibakteriell – also antibiotisch –, Plastik plus warme Kathetertemperatur fördern dagegen das Wachstum unerwünschter Bakterien und Pilze.] Milchsäurebakterien im Sauerkraut wie auch in Milch und Milchprodukten – vor Jahrhunderten ungewollter Ernährungsstandard – erleben kurz vor der zweiten Jahrtausendwende eine Renaissance, die unsere Industrie irreführend als aktuelle »Innovationen« an jedefrau und jedermann verkauft. Die Naturmedizin nutzte und nutzt die antibiotische Wirkung von Kräutern wie Kresse und Knollen wie Knoblauch, Meerrettich und Zwiebeln. Selbst der 6.000 Jahre alte »Fluch der Pharaonen« ist Untersuchungen zufolge nichts anderes als von Iris-Priestern angewandtes Wissen über Erreger und die mangelnde Möglichkeit der Behandlung mit Antibiotika: Bakteriologen fanden in den Pyramidengängen an strategisch wichtigen Stellen ganze Batterien von Zuchtschalen mit äußerst gefährlichen Schimmelpilzen. Grabräuber oder -schänder, aber auch Grabforscher mußten – in die Ruhestätten eingedrungen – zwangsläufig die Gifte dieses Pilzes *Aspergillus fumigatus* einatmen. Die Folgen waren Zerstörung des Lungengewebes, Schädigung von Nerven- und Immunsystem, in vielen Fällen mit tödlichem Ausgang.

Krankheiten, Seuchen und hohe Sterblichkeitsraten ließen die Mediziner von alters her nach Abwehrmöglichkeiten gegen alle nur erdenklichen Krankheitserreger suchen. Da war man 1928 verständlicherweise heilfroh, als uns der Zufall das *Penicillin* bescherte, und damit das erste Antibiotikum. Das war der erste pure »Mikrobenjäger«, auch wenn man damals noch nicht hundertprozentig verstand, warum man damit Bakterien, nicht aber viralen Erregern etwas anhaben konnte, denn die Virologie sollte sich erst in den folgenden 10 bis 30 Jahren so richtig entwickeln. Doch immerhin, mit Penicillin konnte man eitererregende Kokken bekämpfen, und damit u. a. Blutvergiftungen, Milzbrand, Geschlechtskrankheiten und Entzündungen des Respirationstrakts.

In den Folgejahrzehnten wurden fortwährend neue Antibiotikagenerationen entdeckt und eine riesige Fülle an Antibiotikapräparaten entwickelt: zunächst ab 1943 die Streptomycine, vorwiegend gegen Tbc hilfreich, dann die große Gruppe der Tetrazykline mit sehr breiten Wirk- und Einsatzspektren, es folgten Chloramphenicol – das

Der amerikanische Bakteriologe P. de Kruif beschreibt bereits 1926 »Mikrobenjäger«, zwei Jahre vor der Entdeckung des Penicillins

73

erste *Chemotherapeutikum*, das synthetisch hergestellt wurde – zur Hemmung der Eiweißproduktion, Sulfonamide zur Verhinderung von DNS-Erbbotschaften, Chinolone, um die DNS-kontrollierenden Enzyme zu stören, Rifampicin, um Übertragungen von DNS auf RNS zu unterbinden. Inzwischen verfügen wir über rund 400 Antibiotika. Sie sollten reichen, könnte man meinen – doch fatalerweise ist eher das Gegenteil der Fall, und neue Antibiotika sind so gut wie nicht in Sicht!

Wie Resistenzen entstehen, und warum sie sich zu Superresistenzen entwickeln

Will man den Antibiotikamangel trotz des Angebotsüberflusses nachvollziehen, muß man deren Wirkmechanismen und -wege sowie die Eigenschaften der Krankheitserreger als Gesamtsystem betrachten. Dann wird der Teufelskreis, bestehend aus Resistenzproblemen, Abwehrschwächen und Ketteninfektionen, deutlich.

Wie gesagt, Antibiotika hemmen das Wachstum von Mikroben (Bakterien, Hefen, Pilze) oder töten sie. Das geschieht, indem sie entweder die Zellwand-, die DNS- und RNS- oder die Proteinsynthese hemmen, die Durchlässigkeit der Zellmembran verändern oder den Zellstoffwechsel schädigen. Nun werden Antibiotika in den meisten Fällen in Kapselform eingenommen, müssen den Magen passieren, gelangen dann über den Darm in die Leber und von hier aus in den Blutkreislauf. Erst jetzt können die Antibiotika-Wirkstoffe die Krankheitskeime erreichen und attackieren (weshalb sie verordnet wurden) – also zum Beispiel die mikrobiellen Erreger einer Hals- oder Blasenentzündung. Auf diesem Weg zu ihren eigentlichen Gegnern treffen die Wirkstoffe zwangsläufig auch an anderen Orten auf Mikroben und werden dort ebenfalls ihre bakteriostatische oder bakterizide Wirkung entfalten, womit sie natürlich das Gleichgewicht der »gesunden« Mikrofloren empfindlich stören. Besonders betroffen ist davon – wegen der stets erforderlichen Darmpassage – das Mukosa-Immunsystem – und je häufiger man Antibiotika einnimmt, um so nachhaltiger.

Nun ist es aber grundsätzlich gar nicht gesichert, ob ein Antibiotikum seinen Gegner, den Krankheitserreger, überhaupt noch wirksam bekämpfen kann, da alle Bakterien bekanntlich äußerst einfallsreich und lernfähig sind – also auch die »bösen«. Sie lernen nämlich, mit Hilfe ihrer Resistenz-Gene gegen einzelne Antibiotikasubstanzen widerstandsfähig zu werden. Und bei der Entwicklung von Resistenzen helfen ihnen ausgerechnet die auf sie angesetzten Antibiotika:

▶ Angenommen, ein Antibiotikum

Mikrobenwachstum und -vermehrung hemmend: bakteriostatisch; mikrobentötend: bakterizid

WISSENSCHAFT & MEDIZIN

A1 hat einen Krankheitserreger und damit eine Infektion wirksam bekämpft, so ist es völlig normal und für die akute Infektion ohne jede Bedeutung, wenn bei den vielen Nischen im Organismus das ein oder andere Erregerbakterium überlebt. Besitzt von ihnen nur ein einziges ein Resistenz-Gen, das A1 erkennen und abwehren kann, ist dieses Bakterium B1 gegen A1 resistent. Viel schlimmer noch: Da A1 große Bakterienmengen in der Umgebung vernichtet hat, kann sich B1 jetzt nicht nur durch A1 unangreifbar vermehren, sondern auch insgesamt relativ ungestört ausbreiten. Nach entsprechender Regenerationszeit kann derselbe Mensch die gleiche Infektion wieder bekommen – doch jetzt wäre A1 bei ihm unwirksam! Hat B1 in der Zwischenzeit auch andere Menschen erreicht, können diese die gleiche Infektion bekommen, und A1 ist mit hoher Wahrscheinlichkeit auch bei ihnen unwirksam.

▶ Eine weitere Möglichkeit der Resistenz-Ausbreitung sind Geninformations-Übertragungen von Bakterium zu Bakterium. Selbst zwischen unterschiedlichen Arten, auch von grampositive auf gramnegative, findet ein reger Transfer statt. Offensichtlich wird diese Weitergabe bei Anwesenheit von Antibiotika sogar noch gefördert (warum das so ist, untersuchen Wissenschaftler zur Zeit). In vielen Fällen liefern die Antibiotika ihre spezifischen Resistenz-Gene aber auch gleich mit. Denn bei deren Herstellung kann die DNS-Substanz der Pilze, die als Ausgangsstoff für das jeweilige Antibiotikum dienen und gegen dieses resistent sind, nicht in allen Fällen restlos vom Antibiotikum getrennt werden. Diese Fremd-DNS wird von den Erregerbakterien aufgenommen und als »Fingerabdruck« gespeichert.

Mit welch ausgeklügelten Mechanismen sich Bakterien mit Resistenz-Genen erfolgreich vor Antibiotika-Angriffen schützen und so folgenschwere Antibiotika-Resistenzen herbeiführen können, zeigt Abbildung 24:

A: Durch Resistenz-Gene aktiviert, wird die Durchlässigkeit der Zellmembran vermindert – es können weniger oder gar keine Antibiotika-Moleküle in das Bakterium eindringen.

B: Bereits eingedrungene Antibiotika-Moleküle werden wieder herausgepumpt, bevor das Zielmolekül vernichtet werden kann.

C: Die Struktur des bakteriellen Zielmoleküls wird abgewandelt – das Antibiotikum findet jetzt keinen Angriffspunkt mehr.

D: Eingedrungene Antibiotika-Moleküle werden ihrerseits angegriffen und inaktiviert bzw. vernichtet – dafür sorgen vom Bakterium gezielt gebildete, spezielle Spaltenzyme.

Jede Antibiotika-Substanz züchtet eine spezifische Resistenz

Resistenz-Gene bewirken einen Schutz vor Antibiotika durch unterschiedliche Strategien – hier vier molekulare Mechanismen

Abb. 24

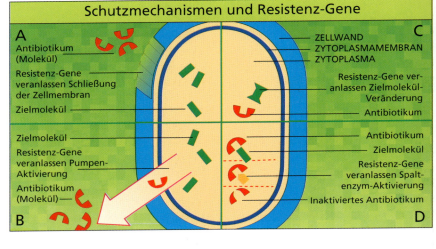

1997: Vancomycin versagt erstmals gegen den Eitererreger Staphylococcus aureus, die meisten anderen Antibiotika sind bereits weltweit gegen viele dieser Erregerstämme resistent, schon bald können absolut resistente Stämme auftauchen, dann ist dieser Krankheitserreger unbeherrschbar – Atemwegserkrankungen, Blutvergiftungen und Operationskomplikationen wären die Folge!

Wenn es die Situation erfordert, können sich die angegriffenen Bakterien fallweise auch mit mehreren dieser Resistenzmechanismen gegen ein Antibiotikum wehren.

Bakterien können gegen alle Antibiotika resistent werden und Menschen schutzlos gegen alle Bakterien

Summa summarum ergibt sich folgendes Bild: Überlebt nur eine Mikrobe durch ihr genetisches Potential die Attacke eines antimikrobiellen Präparates und ist dadurch entsprechend »umgepolt«, verfügen die Nachkommen dieser Mikrobe über die gleiche Resistenz und geben diese neue Resistenz ihrerseits ebenfalls weiter – ein Milliardenzyklus!

Bei den sich unaufhörlich fortentwickelnden Resistenzen sind die heutige Situation und vor allem die Aussichten erschreckend. Immer mehr bakterielle Erreger werden gegen immer mehr Antibiotika widerstandsfähig. Enterokokken sind bereits gegen *Vancomycin* resistent – eines der mächtigsten Antibiotika. Das ist alarmierend, obwohl Enterokokken in ihren angestammten Lebensräumen relativ harmlos sind, da sie keine primär gefahrbringenden Gifte oder Enzyme produzieren. Sie verfügen aber, und hier liegt die eigentliche Gefahr, über Resistenz-Gene. Sind vancomycinresistente Enterokokken-Gene erst einmal auf andere Bakterienarten übertragen worden, werden diese folglich ebenso »immun« sein. Für Bakterien der Gattung Staphylokokken, die bereits heute ge-

WISSENSCHAFT & MEDIZIN

gen nahezu alle Antibiotika resistent sind, würde das bedeuten, daß gegen sie kein einziges Antibiotikum mehr wirksam wäre. Dann könnten sich deren hochgefährliche Gifte und Enzyme ungehemmt verbreiten – wir stünden am Anfang einer unheilvollen Epoche.

Der Schlüsselbegriff lautet demzufolge »Multi-« oder »Superresistenzen« und bedeutet, daß immer mehr Krankheitserreger gegen immer mehr Substanzen widerstandsfähig werden – oder anders: Immer weniger Präparate sind wirklich wirksam einsetzbar. In vielen Fällen ist das nur noch ein einziges und manchmal gar keines mehr. Dieser Prozeß zu »totalen« Antibiotikaresistenzen ist bereits in vollem Gang!

Neue antimikrobiell anwendbare Medikamente sind dagegen kaum in Sicht. Der Grund: Viele namhafte Pharmafirmen sind aus diesem Milliarden-Investitionsgeschäft ausgestiegen – »die Pipeline ist ausgetrocknet«, so ein verantwortlicher Wissenschaftler aus den USA. Gleichzeitig aber wächst der Weltumsatz der Antibiotikapräparate rasant, und das nicht nur in der Humanmedizin, sondern noch abenteuerlicher in der Tiermast. Hier werden die Mittel im Krankheitsfall, rein prophylaktisch oder zur sogenannten »Leistungsförderung« eingesetzt: Es gibt Zahlen, die belegen, daß in einem westeuropäischen Staat in einem Jahr fast 1000mal mehr *Avoparcin* in der Tierzucht eingesetzt wurde als das verwandte *Vancomycin* in der Humanmedizin. Zynischerweise haben wir Menschen – vorwiegend in Mitteleuropa! – diese zigtausend Tonnen Avoparcin ebenfalls erhalten, und zwar über die Nahrungskette zum Beispiel als Bestandteil eines Schnitzels.

Antibiotika können unseren Organismus außer zu vielen Multiresistenzen auch in einen Strudel weiterer Nöte und Abhängigkeiten führen. Die natürlichen körpereigenen Abwehrsysteme werden nicht richtig entwickelt oder geschwächt, und dann sind Ketten-, Folge- oder Dauererkrankungen programmiert.

Nehmen wir als Beispiel die mit einem Antibiotikum oral erfolgreich behandelte Halsentzündung: Mit welchen Maßnahmen wird normalerweise die durch diese Behandlung in Mitleidenschaft gezogene Mikroflora regeneriert, damit das Mukosa-Immunsystem seinen Abwehraufgaben möglichst bald wieder in vollem Umfang nachkommen kann? Was ist, wenn – wie bei Kindern und anderen anfälligen Personen leider häufig vorkommend – eineKetteninfektion auftritt? Wird dann wiederum ein Antibiotikum verabreicht, dieses Mal vielleicht eines mit geringfügig erweitertem Wirkspektrum – und so weiter –, bis eines Tages die Eigenabwehr kaum noch vorhanden ist?

Häufig werden Antibiotika bei

Antibiotika in den USA, 25.000 t pro Jahr:
* 12.500 t in der Humanmedizin, geschätzte Fehlquote 50 %
* 12.500 t in der Tierhaltung und Landwirtschaft, davon 70 % zur Viehmast und 30 % für Krankheit / Prophylaxe

77

Antibiotika sollten so selten und gezielt wie möglich angewendet werden – bei schweren oder Superinfektionen sind sie aber wahre Lebensretter

grippalen Infekten oder vorsorglich bei Schutzimpfungen gegen Grippeviren verordnet, um eventuelle Bakterieninfektionen zu verhindern. Eigentlich wären das Standardaufgaben für das Immunsystem, doch das ist in diesen Fällen ja per Verordnung »ausgegrenzt«.

Antibiotika sind schnell: Sie gehen umgehend gegen die Erreger vor und sind – sofern keine Resistenzen bestehen – meist nach wenigen Tagen erfolgreich. Das Immunsystem braucht dagegen einige Tage, um die Gegner kennenzulernen, die schützenden Immunglobuline als Antikörper aufzubauen und dann sukzessiv wirksam einzusetzen. Haben zuvor die schnelleren Antibiotikawirkstoffe den Gegnern ein jähes Ende bereitet, lernt das Immunsystem den genetischen »Fingerabdruck« der jeweiligen Erreger eventuell gar nicht erst kennen. Wird nun derselbe Mensch zu einem späteren Zeitpunkt nochmals von den gleichen Erregern befallen, kann sich die Krankheit wahrscheinlich aufs neue bestens und in aller Ruhe in seinem Organismus ausbreiten, denn das Immunsystem »weiß von nichts« – womit wir wieder am Anfang dieses Beispiels sind.

Zusammengefaßt ergibt sich also folgendes Bild: Mikroben entwickeln schneller Resistenzen als der Mensch neue Antibiotika. Die natürlichen körpereigenen Abwehrsysteme werden nachhaltig geschädigt, teilweise sogar außer Kraft gesetzt. Ursprünglich physiologisch wirksame Bakterien können sich zu Krankheitserregern und darauffolgend zu Killer-Bakterien entwickeln. Neue, kaum mehr beherrschbare Krankheiten entstehen. Andererseits sind Antibiotika unentbehrlich bei schweren Infektionen und lebensrettend in der Notfalltherapie – doch leider werden sie zunehmend inflationär verordnet.

Im Spiegel statistischer Fakten ergeben sich dramatische Antibiotika-Befunde

Betrachtet man die beiden Tabellen der Abbildung 25, fällt sofort auf, wie drastisch die Zahl der Antibiotika-Behandlungen im Vergleichszeitraum angestiegen ist – und im weiteren muß man eine überproportionale Steigerung konstatieren: Bei 19 Krankheitsbildern mit hohem Antibiotika-Behandlungsanteil steht nämlich einem »lediglich« 40 %igen Anstieg an Gesamtbehandlungen (kleine Schwarzweißtabelle: von insgesamt 131 Mio. / 1990 auf 185 Mio. / 1996) ein fast 100 %iger Zuwachs bei den Behandlungen mit Antibiotika gegenüber (große Farbtabelle: von insgesamt 10 Mio. / 1990 auf 19,7 Mio. / 1996). Geradezu dramatisch zeigt sich der Anstieg bei Erkrankungen der oberen Atemwege: Ihre

WISSENSCHAFT & MEDIZIN

Zahl hat sich verdreifacht, ihre Behandlung mit Antibiotika aber verfünffacht. Und bei nicht infektiösen Erkrankungen, bei denen Antibiotika in aller Regel selten erforderlich sind, wurden 1996 sogar 6½mal häufiger Antibiotika von Ärzten verschrieben als 1990 – obwohl die Gesamtbehandlungen »nur« um die Hälfte wuchsen. Spitzenreiter waren 1996 mit 47,5 Mio. Behandlungen die Schleimhautentzündungen der Bronchien – sie wurden 9millionenmal mit Antibiotika behandelt! Hier soll nun nicht darüber spekuliert werden, bei wieviel Prozent das Antibiotikum wirklich erforderlich war, sicher ist: Viele Schleimhautfloren wurden auf diesem Weg nachhaltig geschädigt und so manch eine chronische Entzündung vorprogrammiert.

Das nachstehende Zahlenmaterial basiert auf IMS-Daten (Institut für medizinische Statistik)

Behandlungen mit Antibiotika 1990 bis 1996
Angaben x 1.000, z.B. "Obere Atemwege 1996" = 1.529.000

Erkrankung	1990(*1)	1991	1992	1993	1994	1995	1996(*2)
Obere Atemwege	334	853	874	1237	1287	1291	1529
Mund / Nase / Rachen	1451	2392	2700	2808	2691	2477	2762
Atemwege u. Lunge, *chron.entz.*	1405	1917	2052	2156	2157	2125	2350
Bronchien, Schleimhäute	3957	7338	7366	8659	8077	8611	8922
Nasenschleimhäute	788	1150	286	223	214	202	259
Chronische Infekte	4	8	25	47	101	179	518
Magen / Darm, *Funktionsstör.*	3	3	5	2	5	3	5
Mykosen	33	36	37	34	41	57	29
Neurodermitis	9	8	11	12	17	15	10
Bronchial-Asthma	344	507	272	287	246	253	245
Ohren, *Entzündung*	120	122	162	124	164	155	142
Nasennebenhöhlen, *Entzündung*	167	193	168	158	145	151	213
Grippale Erkrankungen	648	883	744	826	745	916	1222
Harnwege u. Nieren	458	832	833	789	735	640	550
Nicht infektiöse Erkrankungen	129	116	317	391	534	658	847
Darm, *Entzündungen*	75	143	33	30	31	35	33
Nessel- / Quaddelsucht	0	0	1	0	1	0	2
Heuschnupfen	13	20	20	17	18	19	16
Polyarthritis, chron.	8	10	13	4	11	14	18

Behandlungen
Gesamt x 1.000

	1990(*1)	1996(*2)
	3032	9469
	3597	5849
	13693	17787
	30184	47480
	6226	2892
	481	825
	3801	3883
	10070	14966
	3307	6201
	9726	11813
	1239	1753
	446	809
	9673	11987
	808	854
	26169	38972
	4376	726
	25	22
	2664	6595
	1230	2129

Antibiotika-Verordnungsspiegel, Deutschland ('90/'96: *Hochrechnung, s. Abb.verz.) **Abb. 25**

Repräsentative Analyse über Kinder bis 4 Jahre, Deutschland 1995

Abb. 26

Säuglinge und Kleinkinder erhalten noch öfter Antibiotika als Erwachsene

In den beiden Tabellen 26 und 27 sind ausschließlich Kinder bis 4 Jahre erfaßt. Die beispielhaften Daten stammen aus Deutschland, betreffen bei 4 Jahrgängen also potentiell insgesamt rund 4 Millionen Säuglinge und Kleinkinder.

Von den in der Abbildung 26 erfaßten 2.601 kleinen Antibiotikapatienten erhielt jedes vierte Kind 2- bis 3mal jährlich Antibiotika und 111 sogar 4- bis 9mal – also alle 6 bis 12 Wochen. Diese 111 Kinder sollten keinesfalls als Einzelfälle angesehen werden: Immerhin ist das jedes 23. mit Antibiotika behandelte Kind in dieser exemplarischen, aber dennoch repräsentativen Studie, durchgeführt bei niedergelassenen Praktikern und Internisten. Setzt man den Wert »jedes 23.« in Relation zu den Daten der nebenstehenden Abbildung 27 und denen der vorangegangenen Abbildung 25, ergeben sich speziell bei Kleinkindern teilweise noch alarmierendere Zahlen als bei Erwachsenen:

Allein bei Mund- /Nase- /Rachen-Erkrankungen wären demzufolge durchschnittlich rund 57.000 Kleinkinder jährlich 4- bis 9mal mit Antibiotika behandelt worden und bei Bronchien- /Schleimhäute-Erkrankungen nochmals über 40.000.

Erschreckend ist es, wenn sich bereits bei den nur 8 untersuchten Krankheitsbildern hochgerechnet rund 2,5 Millionen Antibiotika-Behandlungen ergeben, bezogen auf die 1996 wahrscheinlich höchstens 4 Millionen Säuglinge und Kleinkinder in Deutschland.

Nahezu nicht nachvollziehbar ist,

Verordnungs-Häufigkeit
Mehrfachverordnungen, Kinder bis 4 Jahre

Kinder	Antibiotika-Verordnungen	
Gesamt 2.601	Häufigkeit 12 Monate	Gesamt 3.793
1.867	1 x	1.867
623	2 - 3 x	1.402
103	4 - 6 x	465
8	7 - 9 x	59

warum auf diese etwa nur 4 Millionen kleinen Geschöpfe bei Mund- / Nase- / Rachen-Erkrankungen mit 42 bis 47 % (1993 bis 1996) fast die Hälfte aller Antibiotika-Behandlungen entfällt und auf das Gros der mehrheitlich erwachsenen 76 Millionen Bundesbürger die andere Hälfte (53 bis 58 %).

Bei Bronchien- / Schleimhäute-Erkrankungen ist die Verteilung etwas ausgeglichener, doch immer noch kinderlastig: Gute 10 % gehen auf das Konto der Kinder, und knapp 90 % entfallen auf die Restbevölkerung.

Säuglinge, Kleinkinder, Kinder und viele Antibiotikakontakte – auf

WISSENSCHAFT & MEDIZIN

diese Art und Weise züchten wir »Immunkrüppel«! Wie können sich die Abwehrsysteme eines Kindes richtig entwickeln, wenn die erforderlichen Prozesse immer wieder durch Antibiotikagaben unterbrochen oder gar unterbunden werden? Zwar ist die Eigenabwehr genial lernfähig, wie aber soll sie sich schlau machen, wenn die Antibiotika zuvor die Unterrichtsstoffe vernichten? Die für die zellulären Immunantworten unentbehrlichen T-Zellen (und möglicherweise auch deren »Adjutanten«, die T-Suppressoren und T-Helfer) können nur bis zum ungefähr 10. Lebensjahr eines Kindes in die Organismusschule gehen, um ihre Abwehraufgaben zu erlernen, danach bildet sich die Thymusdrüse zurück und degeneriert zu einem Fettkörper.

Schaut man sich das Jahrzehnt Antibiotika-Verordnungen vor der Jahrtausendwende an, muß man eine ernüchternde Bilanz ziehen. Die vorgenannten Daten und Fakten geben – in Abbildung 28 ergänzt mit den Gesamtzahlen von Deutschland für die Jahre 1987 bis 1997 – unter dem Strich wenig Anlaß zur Freude:

In diesen 10 Jahren haben sich die Antibiotika-Verordnungen verdoppelt, die Kosten aber mehr als verdreifacht, obwohl gleichzeitig die Gesamt-Krankheitsdiagnosen nur um rund die Hälfte wuchsen – welch eine Diskrepanz!

Greift man die Krankheitsbilder mit den häufigsten Antibiotika-Behandlungen heraus, ergibt sich ein noch fataleres Bild: Rund 100 % Antibiotika-Verordnungszuwachs in lediglich 7 Jahren. Denen stehen

Jedes zweite Kind erhält in seinen ersten 4 Lebensjahren im Durchschnitt 1mal jährlich Antibiotika verordnet

Antibiotika-Behandlungen bei Kindern
Säuglinge u. Kleinkinder bis 4 Jahre, Angaben x 1.000

Erkrankung	1993(*1)	1994	1995	1996(*2)
Obere Atemwege	224	209	202	178
Mund / Nase / Rachen	1221	1178	1052	1306
Atemwege u. Lunge, chron. entz.	97	97	100	115
Bronchien, Schleimhäute	1154	1015	901	923
Nasenschleimhäute	57	34	36	33
Mykosen	2	2	4	1
Neurodermitis	3	3	5	0
Bronchial-Asthma	14	9	11	15

*Antibiotika-Verordn.entw., Deutschland ('93 / '96: *Hochrechnung, s. Abb.verz.)*   **Abb. 27**

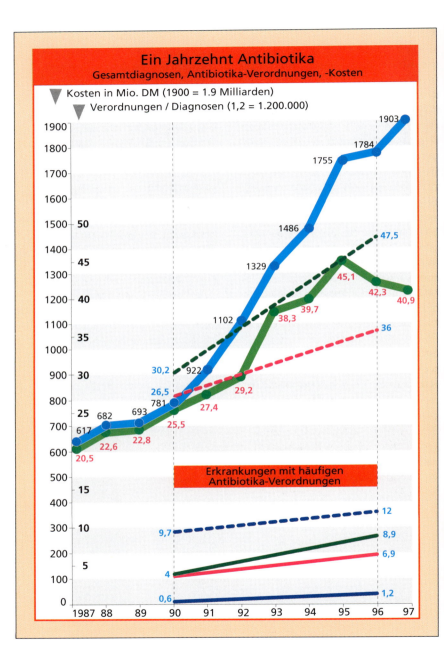

Abb. 28

ein Zuwachs an vergleichbaren Krankheitsdiagnosen von höchstens 50 % gegenüber. An dieser überproportionalen Antibiotikasteigerungsquote sind erstaunlicherweise grippale Erkrankungen recht wesentlich beteiligt, wiewohl Antibiotika gegenüber Grippeviren unwirksam sind! Das heißt, hier wurden wahrscheinlich millionenfach Antibiotika lediglich zur Prophylaxe verordnet.

Selbst die besondere Deutschlandsituation der Wiedervereinigung – also seit 1990 über 80 Mio. Einwohner, was ein Plus von zirka 25 % bedeutet – hat keine dementsprechenden Veränderungen in den statistischen Jahreswerten ergeben.

Doch es zeigt sich ein Hoffnungsschimmer: 1996 und 1997 ging die Häufigkeit der Antibiotika-Verordnungen in Deutschland erstmals zurück, wenn auch nur um knapp 5 % jährlich. Viele Fachleute aber sagen, man könne gut und gern die Hälfte einsparen, also 20 Millionen Verordnungen und eine halbe Milliarde Euro an Kosten jährlich.

Es müssen nicht immer Antibiotika sein – letztlich hat das der Patient mitzuentscheiden

An der Antibiotikakrise sind alle beteiligt: die Industrie mit ihren ökonomischen Interessen, unsere Gesundheitsbehörden mit mangelnder Weitsicht, Ärzte wegen Überlastung oder raschem Therapieerfolgsdenken und vor allem jeder einzelne Patient, indem er selbst bei relativ banalen Erkrankungen ein Antibiotikum duldet oder sogar verlangt. Das ist unverständlich, denn in diesem Reigen hat der Patient – obwohl vermeintlich schwächster Partner – das letzte Wort: Nur er entscheidet, was mit seinem Körper oder dem seines Kindes geschieht.

Weltweite Probleme erfordern neue Strategien

Gesundheitsverantwortung ist eine Frage des persönlichen Bewußtseins, des Selbstverständnisses der Mediziner und politischer Rahmenbedingungen

Fassen wir einmal das Bisherige und für unsere Gesundheit Wesentliche zusammen:

1. Bakterien verkörpern das »Urleben«, bevölkern unseren gesamten Planeten und gelangen durch Handel und Wandel in kürzester Zeit an jeden Ort.

2. Die Mehrzahl aller Bakterien sind lebensnotwendige, gesundheitsfördernde Freunde – sie halten Feind-Bakterien, andere schädliche Mikroben, Parasiten und somit teilweise auch Viren in Schach.

3. Der Mensch verfügt über komplex wirkende, gestaffelte Abwehreinrichtungen, von denen eine das Immunsystem ist.

4. Die Mikrofloren sind das erste große Abwehrsystem gegen Krankheitserreger.

5. Bei der Abwehr infektiöser Krankheitserreger ist das Immunsystem häufig überfordert (Veranlagung, Desensibilisierung, Organschwächen, Krankheit, Mangelzustände etc.).

6. Ist das Mikrobengleichgewicht im menschlichen Organismus oder in der Natur gestört, sind Krankheit oder gar Tod die Folge.

7. Die Krankheitsfluten steigen unaufhörlich – und deren Behandlung mit Antibiotika sogar überproportional.

8. Immer mehr Krankheitserreger werden gegen immer mehr Antibiotika immun.

9. Neue wirksame Antibiotika sind nicht in Sicht, wohl aber die zunehmende Verbreitung neuer Infektionskrankheiten.

10. Kinder, Senioren und andere Risikogruppen werden durch häufige Antibiotikagaben zu Immunschwächlingen und dadurch besonders krankheitsanfällig.

11. Der Gedanke, den Krieg gegen Bakterien & Co. gewonnen zu haben, wurde weltweit als fataler Irrtum erkannt.

12. Mit den derzeit mehrheitlich praktizierten Verhaltens- und Vorgehensweisen können wir weder unsere Gesundheit erhalten noch die Krankheiten dauerhaft in den Griff bekommen.

So ausweglos dieses Resümee und der Ausblick erscheinen mögen, hoffnungslos ist die Situation keineswegs. Es müssen aber neue, rich-

WISSENSCHAFT & MEDIZIN

tungweisende Strategien und Konzepte entwickelt und in Angriff genommen werden. Kurzfristig machbare und langfristig krankheitsvorsorgende Maßnahmen, individuelle Lösungen für jeden einzelnen und international übertragbare.

Wollen wir die Infektionskrankheiten wirklich ernsthaft und auf Dauer bekämpfen, müssen sie zunächst weltweit offen und kontinuierlich gemeldet sowie lückenlos registriert werden! »Wir erfahren sie oder nicht«, stellt aber ein US-Bericht ernüchternd fest – und schlimmer noch, Seuchen werden aus Angst vor Einbußen im Tourismusgeschäft von Politikern und Medien bewußt totgeschwiegen. Bei infizierten Touristen nachgewiesene Fälle hatten in der Türkei mit Cholera und in Indien mit der Pest ihren Ursprung – doch als man die Krankheiten öffentlich machte, rollten die Infektionslawinen bereits, und für einige der Betroffenen kamen die Erkenntnisse leider zu spät.

Mitten im alles kontrollierenden Deutschland werden 9 von 10 meldepflichtigen Geschlechtskrankheiten und 8 von 10 viralen Leberinfektionen verschwiegen. Das stark reformbedürftige Seuchengesetz nimmt kaum noch ein Arzt ernst, die Gesundheitsbehörden billigen diese Schlamperei, und die Politiker verschlafen seit Jahren das dringend erforderliche gesetzliche Reinemachen. Die Erreger der von Mensch zu Mensch nicht übertragbaren Papageienkrankheit müssen gemeldet werden, nicht aber ein Hirnhautentzündungs-Erreger bei Kleinkindern. Küchenpersonal wird nur einmal bei Berufsantritt auf Infektionen hin untersucht und kann dann unkontrolliert bis ins Rentenalter exotische Fruchtteller zubereiten, Saucen abschmecken, rohes Fleisch brutzeln etc. – das sind unhaltbare Mißstände! Unsere Arztpraxen müssen wieder eine verläßliche, erste Registrierungsinstanz werden. Und in jedem Einzelfall sind gesicherte Labordaten erforderlich – eine exakte Krankheitskontrolle ist schließlich eine der effektivsten Vorsorgemaßnahmen. Selbstverständlich müssen all diese Leistungen abrechenbar sein – die Rahmenbedingungen dazu sind schon aus Eigeninteresse dringend vom Gesetzgeber zu schaffen.

Es mag absurd erscheinen, doch die große deutsche Gesundheitsreform in den 1990er Jahren war keine Reform der Gesundheit, sondern eine der Gesundheitskosten. Der Schuß ging aber teilweise nach hinten los, da im Bereich der Diagnostik und Vorsorge zu starke Einschnitte gemacht wurden – die linke Tasche des Gesundheitsministers wird jetzt möglicherweise etwas entlastet, die rechte dagegen belastet, und darüber hinaus fallen riesige Folgekosten in anderen

Die Gesundheitsreform hat die häufigsten Krankheiten – Infektionen – nicht gebührend beachtet

Die Arzneimittelausgaben betragen pro Kopf und Jahr über 600 DM, Tendenz plus 25 DM p. a.

85

Bakterien (Enterococcus faecalis), natürlicher Bewohner der Darmflora – primär Dünndarmflora – mit überwiegend positiven Einflüssen; rasterelektronenmikroskopische Aufnahme

Abb. 29

Bakterien (Pseudomonas), Verursacher vieler Infektionen in Lunge, Atemwegen, Augen, Urogenitaltrakt etc.; rasterelektronenmikroskopische Aufnahme

Abb. 30

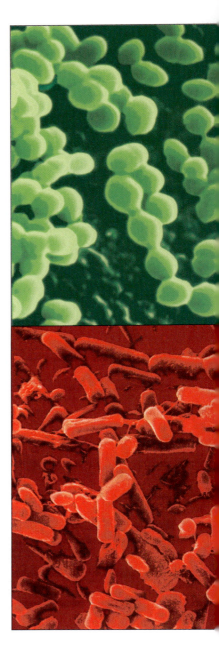

Ministerien an. Nimmt man beispielsweise die Atemwegserkrankungen: Sie stehen an vorderster Ursachenfront von Ausfallzeiten und schädigen die Volkswirtschaft beträchtlich. Restriktionsbedingt werden Vorsorge- oder ursächliche Therapien selten angewandt, häufig aber Antibiotika. Die mögliche Folge sind Rezidive, die Krankheiten wiederholen sich. Dazu ein Zahlenbeispiel: 1997 lag der Antibiotikaumsatz in deutschen Apotheken bei über 1,5 Milliarden Mark. Der Großteil davon ging zu Lasten der Krankenversicherungen, gleichermaßen aber auch die Milliarden für die damit verbundenen Arztkosten. Viele dieser Krankheiten haben sich 1998 wiederholt, 1999 ebenfalls – und das kann Jahrzehnte so weitergehen. Jahr für Jahr werden unsere Krankenkassen, unsere Volkswirtschaft durch Ausfalltage etc. und jeder einzelne Betroffene nachhaltig geschädigt.

Besser wäre es, unserem Körper die Zeit zu geben, sich gegen Eindringlinge zu wehren. Im Kampf gegen Viren und Mikroben hat sich unser Immunsystem in Jahrmillionen spezialisiert, doch wir entmachten diese erprobte Abwehreinheit durch Antibiotika: Dadurch lernen T-Zellen ihre Feinde zum Beispiel gar nicht erst kennen, also können mangels Dialog auch keine klugen T-Gedächtniszellen entstehen. Mit Bettruhe, Abwarten und gezielten

WISSENSCHAFT & MEDIZIN

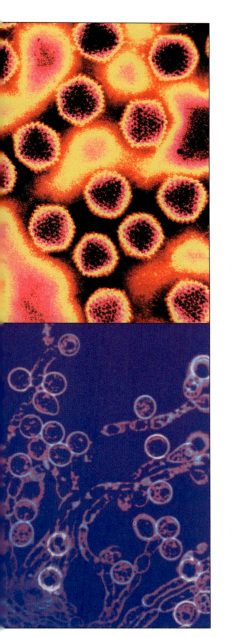

Viren (Adenovirus), Verursacher von Atemwegsinfektionen; mikroskopische Aufnahme

Abb. 31

Hefepilz (Candida), Verursacher von Darmmykosen, Scheiden-Pilzinfektionen, Haut-, Haar- und Nagelerkrankungen; mikroskopische Aufnahme

Abb. 32

Begleitmaßnahmen könnte ein Großteil aller Infektionen erfolgreich durch die körpereigene Abwehr bekämpft werden, und zwar dauerhaft. Die gleiche gefährliche Krankheit wäre dann bei einem weiteren Ausbruch harmlos, weil sie von den aktivierten T-Gedächtniszellen im Keim erstickt würde. Viele auskurierte Erkrankungen in der Kindheit liefern dafür treffende Beispiele: Solche Menschen sind später meist deutlich widerstandsfähiger.

Für die Entdeckung der Immunbedeutung von T-Zellen im Verbund mit sogenannten MHC-Oberflächenstrukturen erhielten 1996 zwei Immunologen den Medizin-Nobelpreis. Aufgrund dieser Erkenntnisse eröffnen sich neue Wege im Kampf gegen Infektionen, neue Strategien bei der Behandlung von Krebs können entwickelt werden, und in der Transplantationsmedizin hofft die Fachwelt, lenkend in Abwehrprozesse eingreifen zu können.

MHC (major histocompatibility complex): Haupthistokompatibilitäts-Genkomplex

Wohlstandsbürger werden Pillenkonsumenten

Wenn die 80 Millionen Bewohner im an sich gesunden Umfeld Deutschland pro Jahr rund 1milliardemal ein Arzneimittel von ihrem Arzt verordnet bekommen, so ist das in mehrfacher Hinsicht erschreckend: Jeder Bürger erhält demnach statistisch gesehen jeden Monat ein Arzneimittel – meist eine Packung ausreichend für 1, 2 oder mehr Anwendungswochen. Wohlgemerkt, diese Menge betrifft ausschließlich die verordneten Medikamente. Denen muß noch die weitaus größere Anzahl an Selbstmedikationspräparaten – rezeptfreie Arzneimittel sowie unzählbar viele Nahrungsergänzungen – hinzugefügt werden. Da bleiben überhandnehmende Abwehrprobleme, Risiken und Nebenwirkungen nicht aus. Als Folge dieser beängstigenden Medikamentenflut schätzt die deutsche Ärztekammer bis zu 100.000 zusätzliche schwere Erkrankungen und 8.000 Tote jährlich – in etwa gleichviel wie Verkehrstote in Deutschland!

Die Kooperation zwischen Mensch und Natur muß zurück in die richtigen Bahnen gelenkt werden. Statt natürliche Sperren abzureißen und gefährlichen Mikroben die Wege zu ebnen, müssen wir ihnen wieder biologische Hindernisse entgegenstellen. So könnten wir sogar weitgehend vermeiden, daß lokale Infektionen ungehindert globale Pandemien erzeugen.

Möglicherweise werden zukünftig auch Herzinfarkte durch Antibiotika therapiert

Ist eine Antibiotika-Behandlung unumgänglich oder dringend anzuraten, sollten möglichst Präparate der *Gruppen 1* oder *2* gewählt werden. Diese reduzieren das Risiko, daß Kolonisationsresistenzen der natürlichen Mikrofloren des menschlichen Organismus zerstört werden, und daraus gegebenenfalls resultierender Superinfektionen auf ein Minimum:

Gruppe 1 – Präparate, die auch hochdosiert nur relativ geringe Kolonisationsresistenz-Probleme ergeben: Cefalotin, Cefradin, Cinoxacin, Co-Trimoxazol, Doxycyclin und Oxytetracyclin, Gentamicin, Nalidixinsäure und Pivmecillin.

Gruppe 2 – Präparate, die erst nach recht hohen Gaben die anaerobe Flora ausschalten: Amoxicillin und Penicillin C.

Gruppe 3 – Achtung, am besten vermeiden, da starke Verringerung der Kolonisationsresistenz: Ampicillin, Azlocillin, Carbenicillin, Cefoxitin, Cefuroxim, Clindamycin, Epicillin, Cloxacillin, Erythromycin, Pheneticillin, Lincomycin, Mezlocillin, Moxalactam, Penicillin V sowie Rifamycin.

Selbst wenn man sich für ein Präparat der Gruppen 1 oder 2 entscheidet, »harmlos« ist keines von ihnen, und gezielt einsetzen läßt es sich nur dann, wenn der Erreger zuvor genau bestimmt wurde. Gutgemeinte Erfahrungswerte, Intuition oder Breitband-»Schrotschüsse« können keine spezifische Analyse ersetzen.

Auch die Forschung hat noch reich-

WISSENSCHAFT & MEDIZIN

lich Terrain für innovative Präparateentwicklungen: Von den für ein Bakterium überlebenswichtigen 100 bis 150 Genen werden durch die vorhandenen Antibiotika gerade einmal 10 % abgedeckt. Hier ist noch Raum für vollkommen neue Wirkstoffklassen, die dann jedoch nicht mehr resistenzinflatorisch eingesetzt werden dürften. Eine weitere Strategiemöglichkeit ist, Antibiotika durch zusätzliche Stoffe wieder wirksam zu machen: Zum Beispiel, indem Schutzgene der Bakterien außer Kraft gesetzt werden – Penicilline bauen viele Bakterien mit dem Enzym *Penicillinase* ab, und dagegen gibt es bereits einen Hemmstoff. Oder man blockiert die Bakterien-Membranpumpen und verhindert so, daß eingenommenes Tetracyclin wieder aus dem Bakterium hinausgefördert wird.

Ausgezeichnete antibiotische Wirkungen können aber auch ohne Antibiotika erreicht werden. Beispielsweise hat die erwähnte Entdeckung silberbedampfter Katheter dazu geführt, daß jetzt die antibakteriellen Fähigkeiten von Silber zur weitergehenden Anwendung näher untersucht werden sollen – denn warum dieses Edelmetall Keimbefall verhindert, ist noch unbekannt. Auch wenn es manchmal etwas länger dauert, bis der Mensch lernt, es bewegt sich schließlich doch etwas: Von mehreren renommierten wissenschaftlichen Gesellschaften wurden mikrobiologische Forschungs- und internationale Informationsinitiativen ins Leben gerufen.

Alle 10 Jahre soll sich – schwedischen Berechnungen zufolge – die Zahl allergener Atopieerkrankungen verdoppeln, und vermehrt betroffen davon sind Kinder. Das ist verheerend, denn noch heute gilt leider vielfach für Kinder und zumeist für Erwachsene: *einmal* Allergiker – *immer* Allergiker. Doch ob Allergiker oder ob *Nicht*allergiker – sicher ist, daß vor allem T-Lymphozyten die Weichen stellen, also unser Immunsystem. Und das bedeutet wiederum, daß man über diesen Weg auch vorbeugen und erfolgreich behandeln kann!

Allergiewellen – Asthma, Heuschnupfen und Neurodermitis – drohen uns weltweit zu überrollen

Mit Zusatzmedikamenten unwirksamen Antibiotika zu neuer Kraft verhelfen – nicht ideal, doch eine Alternative für Ernstfälle

ISGNAS und weitere Initiativen

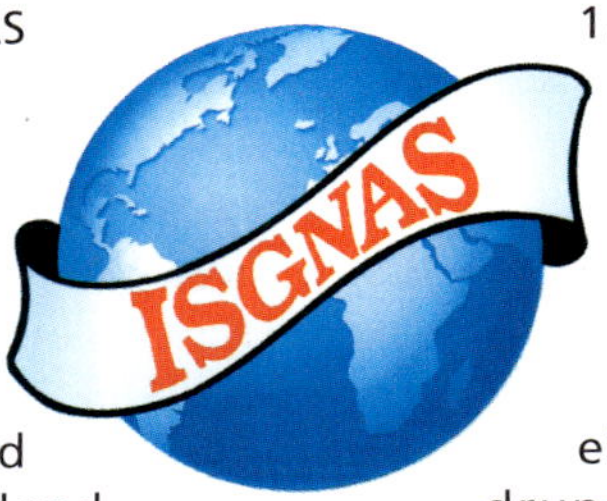

ISGNAS:
Internationale
Studien **G**ruppe
für **n**eue **a**nti-
mikrobielle
Strategien

Abb. 33

Um die mit Mikrobenresistenzen verbundenen weltweiten Probleme näher zu erforschen, wurde 1993 die internationale Forschungsinitiative ISGNAS ins Leben gerufen. 15 namhafte Mediziner und Wissenschaftler der Fachgebiete Mikrobiologie, Immunologie, Molekularbiologie, Onkologie und Virologie aus Deutschland, England, Japan, den Niederlanden, Schweden und den USA steuern die Aktivitäten dieser in den Niederlanden beheimateten Stiftung.

Nachdem in den Jahren zuvor bereits zahlreiche wichtige Erkenntnisse zur Mikroökologie des Verdauungstrakts, über die Keimfreiheiten und Multiresistenzen erarbeitet und gesammelt wurden, waren sich die Gründungsmitglieder über die Zielstellungen rasch einig. Die wissenschaftliche Arbeit sollte sich fürs erste auf neun Bereiche konzentrieren.

Forschungsprioritäten für die Praxis von Krankheits-Behandlungen und für umfassende Vorsorgemaßnahmen

1. Die normale Mikroflora des Verdauungstrakts. *(siehe auch Seite 40 ff)*
2. Die Funktionen der Schleimhaut-Barriere.
3. Körperinnere Kläreinrichtungen für eingedrungene Mikroben (*Clearance* bezeichnet).
4. Das Mukosa-Immunsystem und das systemische Immunsystem. (*siehe auch Seite 54 ff*)
5. Das Knochenmark. (*siehe auch, Bursa und Thymus, Seite 56 ff*)
6. Psycho-Neuro-Endokrino-Immunologie. (*siehe auch Seite 68*)
7. Probiotika. (*siehe auch Seiten 99 ff und 153*)
8. Neue antimikrobielle Wirkstoffe und Methoden.
9. Computer-Simulationen von Interaktionen zwischen Wirt und Mikrofloren.

WISSENSCHAFT & MEDIZIN

Aufklärungs- und Forschungsinitiative **[3]**
»Antibiotikaresistenz«,
ins Leben gerufen von vier
Fachgesellschaften

» **Das Problem:** Gravierende Zunahme von Bakterien, die gegenüber verfügbaren Antibiotika resistent sind. Auftreten neuer Erreger mit Multiresistenz.

Die Ursachen: Selektion von Erregern mit Resistenzeigenschaften durch Therapie beim Menschen und Einsatz beim Nutztier. Begünstigung von Infektionskrankheiten durch Immunsuppression, nahezu unbegrenzte Invasivität von diagnostischen und operativen Maßnahmen und gestiegene Lebenserwartung.

Die resultierende Bedrohung: Einzelne Infektionskrankheiten sind nicht mehr therapierbar; auch banale Infektionen können wieder einen tödlichen Ausgang haben. Die Ausnahme Antibiotikaresistenz wird zum Normalzustand.

Die Lösung des Problems: Überwachung der Resistenzentwicklung, Suche nach neuen Wirkstoffen, Reaktivierung der Grundlagenforschung, qualifizierte Diagnostik, Verbesserung der Hygiene und des Infektionsmanagements.

MEMORANDUM

Bis in die achtziger Jahre hinein schienen Infektionskrankheiten, insbesondere solche durch bakterielle Erreger, in den entwickelten Industrienationen ihren ursprünglichen Schrecken verloren zu haben, nicht zuletzt aufgrund herausragender Fortschritte in der Hygiene und der Antibiotikatherapie. Dies führte zu der Fehleinschätzung, daß die Grundlagen- und die Industrieforschung ebenso wie die staatlichen und privaten Programme zur weiteren Erforschung von Wirk- und Resistenzmechanismen der Antibiotika weitgehend zurückgefahren werden können.

Die außerordentlich hohe Anpassungsfähigkeit der Bakterien und der durch vielfältigen Antibiotikaeinsatz ausgeübte Selektionsdruck haben jedoch viele

Immunsuppression: Abschwächung bzw. Unterdrückung von Immunreaktionen; Invasivität: Eindringungsvermögen

91

Infektiöser Hospitalismus: Bezeichnung für in Krankenhäusern oder Arztpraxen erworbene Infektionen

der wichtigsten Erreger resistent werden lassen. Umstände wie die gestiegene Lebenserwartung, Fortschritte in der Intensiv- und Transplantationsmedizin, aber auch die HIV-Epidemie – Faktoren also, die die Abwehrfähigkeit des Menschen herabsetzen – taten ihr übriges, so daß wir heute vor einer Situation stehen, in der Infektionen mit multiresistenten Erregern zu einem herausragenden medizinischen, ökonomischen und sozialen Problem geworden sind. Hierbei liegt die Problematik der Chemotherapeutikaresistenz bakterieller Infektionserreger sowohl in der allgemeinen quantitativen Zunahme der Resistenz gegen einzelne Chemotherapeutika als auch im Auftreten neuer multiresistenter Erreger von Hospitalinfektionen, also in Bereichen eines hohen chemotherapeutischen Selektionsdrucks.

Einige Schlaglichter zur Bedeutung der Antibiotikaresistenz:

▶ Die Einsetzbarkeit vorhandener Antibiotika unterliegt wegen der Anpassungsfähigkeit der Erreger einem ständigen Erosionsprozeß. Die letzte Innovation in der antibakteriellen Chemotherapie, die Einführung der Fluorchinolone, liegt jedoch mehr als 10 Jahre zurück; neue Substanzklassen sind kaum in Sicht.

▶ Antibiotikaresistente Erreger verursachen enorme Kosten (Untersuchungen in den USA zufolge mehr als 4 Mrd. US-Dollar zusätzlich pro Jahr).

▶ Bei bestimmten multiresistenten Enterokokken und Tuberkulose-Erregern gibt es bereits heute keine rationale Therapie mehr (»präantibiotische Ära«), bei multiresistenten Staphylokokken und Pneumokokken nur noch eine einzige wirksame Substanzklasse.

▶ Die Zahl der Betroffenen ist groß. In der Bundesrepublik Deutschland wird mit bis zu einer Million Krankenhausinfektionen jährlich gerechnet, verbunden mit einer bedrohlichen Zahl von Todesfällen.

Fachleute aus Wissenschaft und Industrie sowie Vertreter von Gesundheitsbehörden beginnen die Dimension des Gefahrenpotentials zu erkennen. So besteht Übereinstimmung darüber, daß auf folgenden Gebieten Maßnahmen dringend erforderlich sind:

1. Früherkennung von Resistenzentwicklungen durch epidemiologische Untersuchungen zur Resistenzausbreitung.

2. Umsetzen des Wissens um die

Resistenzmechanismen im diagnostischen Labor.

3. *Verstärkte Durchsetzung krankenhaushygienischer Kontrollmaßnahmen.*

4. *Kritische Bewertung des Einsatzes bestimmter Antibiotika in der Tierzucht.*

5. *Untersuchungen zur molekularen Basis der Resistenzmechanismen.*

6. *Suche nach neuen Zielstrukturen für die antibakterielle Wirkung.*

7. *Entwicklung rationaler Therapieschemata.*

Ungeachtet der Tatsache, daß erste Anstrengungen in Deutschland sehr zu begrüßen sind und eines deutlichen Ausbaus bedürfen, sind zur Lösung der schon existierenden und noch auf uns zukommenden Probleme die Kenntnis der Resistenzmechanismen und, darauf aufbauend, die Entwicklung neuer Antibiotikaklassen und rationaler Therapieschemata entscheidend. Grundlagen- und angewandte Forschung zu dem gesamten Themenkomplex sind kurzfristig nicht realisierbar, sondern erfordern langfristige Bemühungen. Wir hoffen, daß bei der jetzt einsetzenden intensiven Diskussion nicht kurzfristige Maßnahmen dominieren, sondern sich eine mittel- und langfristige Förderung neuer Forschungsansätze durchsetzt.

Aufgrund der Brisanz des Problems haben die unterzeichnenden Fachgesellschaften eine Aufklärungs- und Forschungsinitiative »Antibiotikaresistenz« gestartet und dieses Memorandum erstellt. Es richtet sich gleichermaßen an Fachkollegen, Ärzteschaft, Industrie und Institutionen der Forschungsförderung und Gesundheitspolitik in Deutschland mit dem Ziel, das Problembewußtsein zu schärfen, die Forschungsanstrengungen zu reaktivieren und das Problem durch eine sinnvolle Organisation interdisziplinärer Forschung anzugehen.

»

Bonn, im Mai 1996 – Paul-Ehrlich-Gesellschaft für Chemotherapie,
Deutsche Gesellschaft für Hygiene und Mikrobiologie,
Deutsche Gesellschaft für Infektiologie,
Vereinigung für Allgemeine und Angewandte Mikrobiologie

*Unterzeichnet von:
Prof. Dr. U. Ullmann (PEG),
Prof. Dr. K. P. Schaal (DGHM),
Prof. Dr. H. D. Pohle (DGI),
Prof. Dr. P. Buckel (VAAM)*

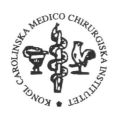

Das Stockholmer Carolinska Institutet, für die jährliche Wahl des Nobelpreisträgers für Physiologie oder Medizin verantwortlich, unterstützt die ISGNAS-Initiative seit 1994

Abb. 34

Betrachtet man den umfangreichen Aufgabenkatalog dieser ISGNAS-Initiative, wird rasch deutlich: ISGNAS kann weder kurzfristig greifen, noch ist graue wissenschaftliche Theorie das Ziel. Hier steht die Praxis Pate. Eine erste große Bestätigung erhielt dieses internationale Projekt, als 1994 – bereits 1 Jahr nach Gründung – der Dekan der medizinischen Fakultät des renommierten, schwedischen Carolinska-Instituts offiziell formulierte, zukünftig werde man die ISGNAS-Vorhaben unterstützen – und weiter, Carolinska habe die Verantwortung, derartige Arbeitsfelder zu fördern. Zweifelsohne lassen solche patientenorientierten Denk- und Handlungsweisen für die Zukunft leidgeplagter Menschen hoffen.

Schon in den wenigen Jahren seit Gründung von ISGNAS konnten durch Basisforschung, allgemeine und klinische Studien wichtige Erfahrungswerte gesammelt werden. Resultate dieser Untersuchungen werden in der Vorsorge und der Behandlung von Immunerkrankungen und chronischen Infektionen etc. bereits erfolgreich angewendet.

Demzufolge war es kein Wunder, daß sich parallel zu dem aussichtsreichen ISGNAS-Projekt weitere Forschungsgruppierungen zusammenfanden. Eine von ihnen, die Forschungsinitiative »Antibiotikaresistenz«, wurde mit ihren Zielsetzungen auf den vorangehenden drei Seiten beispielhaft vorgestellt: Die Initiative zeigt gleichfalls, wie sich in jedem Staat Verantwortliche aus Forschung und Industrie zusammenschließen und zielorientiert arbeiten können oder könnten. In den letzten Jahren sind in Ländern wie Australien, England, Frankreich, Schweden, Schweiz, USA, aber auch in China, eine Vielzahl an Studien über bakterielle und virale Krankheitserreger, Resistenzen, Allergien und verbesserte Behandlungsmethoden initiiert worden. Mögen in vielen weiteren Staaten Forschungsprojekte folgen und baldmöglichst neue Erkenntnisse erbringen.

Jahraus, jahrein werden Milliarden und Abermilliarden für zunehmend mehr medizinische »Reparaturen« verausgabt, dagegen nehmen sich die Ausgaben für die Gesundheitsvorsorge und Bekämpfung von Krankheitsursachen vergleichsweise bescheiden aus – das verstehe, wer kann! Neue Möglichkeiten, der Krankheiten Herr zu werden und unsere Gesundheit besser in den Griff zu bekommen, gibt es schon heute zuhauf, weitsichtige Strategien und kluge Konzepte gleichermaßen, wir müssen sie nur zielstrebig in die Praxis umsetzen.

V.
Mikrobiologische Therapiekonzepte

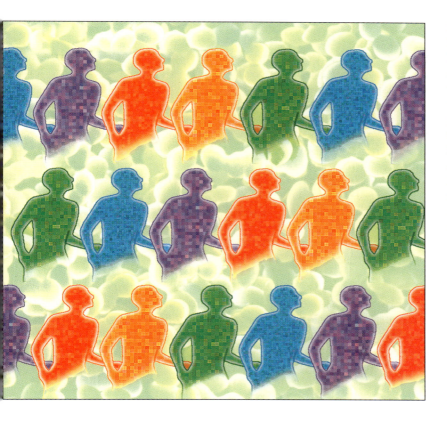

Mit Mikroben kontra Mikroben. Dieses kluge physiologische Verteidigungsprinzip wendet ein gesunder Organismus an – also ist dieser Weg auch als Behandlungsmethode sowie zur Vorbeugung hervorragend geeignet.

Abb. 35

Arbeitskreis für Mikrobiologische Therapie

Mikrobiologische Therapie bedeutet, einfach formuliert, Krankheiten mit Mikroben behandeln oder vermeiden. Dem Organismus werden als Therapieelemente mikrobielle Präparate, medizinische und / oder lyophilisierte Probiotika (siehe Seite 99 ff) und / oder Eigenimpfstoffe zugeführt, um Krankheitserreger anzugreifen und die körpereigenen Abwehrsysteme zu stärken. Verantwortlich angewandt, erfolgt eine solche Therapie mit lebenden oder abgetöteten Bakterien in aller Regel nach einem individuellen »Fahrplan« und über einen längeren Zeitraum.

Der Gedanke bei solchen Behandlungsmethoden liegt auf der Hand – »gib dem Körper, was ihm fehlt, dann kann er sich in Zukunft selbst helfen« –, und er beschäftigt die Ärzte und Wissenschaftler deshalb von alters her. Doch der alles entscheidende Fragenkomplex hierzu lautet: Was genau fehlt dem Organismus und warum, wie kann man Ersatz beschaffen und diesen in der richtigen Art und Weise sowie in den exakt erforderlichen Mengen dem Körper wirksam zuführen, möglichst ohne Nebenwirkungen hervorzurufen oder Folgeschäden anzurichten?

Eine anerkannte Lösung der »unendlichen Geschichte« führt über L. Pasteur zu der Mikrobiologischen Therapie und dem gleichnamigen Arbeitskreis in Herborn. Dieser Zusammenschluß von Fachleuten sowie weitere internationale Forschungsgruppierungen haben in den vergangenen Jahrzehnten mit einer Vielzahl *randomisierter, doppelblind* geführter und *placebo*-kontrollierter klinischer Studien – unter Einbezug von Tausenden von Patienten als Probanden – die Hypothesen zur Wirksamkeit der Mikrobiologischen Therapie wissenschaftlich bestätigt. Diese klinisch signifikanten Resultate wurden zwischenzeitlich weltweit durch die tägliche Praxis gestützt und haben sich bei einem breiten Krankheitsspektrum millionenfach bewährt.

Prüfmethode mit Zufallsauswahl der Patienten, von denen ein Teil zur Kontrolle Scheinmedikamente erhält – welcher Teil, ist selbst den Ärzten unbekannt

MIKROBIOLOGISCHE THERAPIE

Ärzte und Wissenschaftler **[4]**
betrachten heute die Möglichkeiten
zur Anregung der körpereigenen Abwehr
wieder als unverzichtbar

» Geht man mit den Erkenntnissen über die Lebensgemeinschaft Mensch und Mikroben zurück in die Geschichte der Medizin, sieht man, daß sich schon die Urväter der klassischen Mikrobiologie Gedanken darüber gemacht haben, wie man Mikroorganismen zur Behandlung von Krankheiten einsetzen kann. Zum ersten Mal wurden Bakteriensubstanzen zu therapeutischen Zwecken 1885 von L. Pasteur eingesetzt. Im Gegensatz zu den heute bekannten Vorsorgeschutzimpfungen handelte es sich bei der Tollwutimpfung um eine therapeutische, eine Heilimpfung zur spezifischen Immunstimulation eines bereits erkrankten Organismus. Ähnliche Versuche von R. Koch zur Behandlung der Tuberkulose mit Tuberkulin waren zwar 1890 nicht von Erfolg gekrönt, doch mit zunehmender Verbesserung mikroskopischer Techniken und mikrobiologischer Kulturverfahren wurde die sogenannte Vaccine- und Autovaccine-Therapie immer häufiger und erfolgreicher angewandt. Es fällt gleichfalls in die Zeit der klassischen Mikrobiologie, daß man krankheitserregende Mikroben isolieren und aus abgetöteten Erregern Aufschwemmungen herstellen konnte, die sich zur Schutzimpfung eigneten. Solche Vaccine können aber auch eingesetzt werden, um bereits erkrankten Organismen Hilfe bei der Abwehr krankheitserregender Mikroben zu geben. Diesen Vorgang nennt man dann eine therapeutische Impfung.

Indirekt läßt der Zustand einer Mikrobengesellschaft auch erkennen, ob das körpereigene Abwehrsystem in gut funktionierendem Zustand ist oder ob Systemschwächen vorliegen. Die Mikroorganismen, die eine Störung des Mikroben-Gleichgewichts anzeigen, kann man selektiv züchten und daraus Vaccine zum therapeutischen Gebrauch herstellen. Bereits vor 1940 waren eine Reihe solcher therapeutischer Vaccine im Gebrauch. Die

Vaccine (Vakzine):
Impfstoff aus Krankheitserregern; Autovaccine: Eigenimpfstoff, hergestellt aus Krankheitserregern, die dem Organismus des Patienten entnommen wurden

breite Anwendung derartiger Impfstoffe zur Krankheitsbehandlung wurde jedoch durch den Siegeszug von Antibiotika und Chemotherapeutika an den Rand des medizinischen Interesses gerückt. Es hat aber stets einen Kreis von Ärzten und Wissenschaftlern gegeben, der diesen Zweig der klassischen Mikrobiologie äußerst aufmerksam beachtete und unermüdlich fortentwickelte.

Für den genannten Ärztekreis waren die wissenschaftlichen Versuche und praktischen Arbeiten mit Bakterienpräparaten von A. Nißle (ab 1916) und A. Becker (ab 1922) von nachhaltiger Bedeutung. Ende der 1930er Jahre befaßte sich auch H. Kolb mit der Mikrobiologischen Therapie – zunächst theoretisch und später im Raum Wetzlar in der Praxis.

Dort kam er in Verbindung mit A. Becker und setzte viele von dessen Erkenntnissen in zahllose und wertvolle praktische Erfahrungen mit bakteriellen Vaccinen um. Nach 1945 schloß sich H. Kolb dem Wetzlarer Laboratorium von A. Becker an und lernte zehn Jahre später H. P. Rusch kennen. Aus dieser Begegnung erwuchs die fruchtbare Zusammenarbeit mehrerer hundert Praktiker und Kliniker – und von denen schlossen sich viele im 1954 gegründeten Arbeitskreis für Mikrobiologische Therapie unter dem Dach des ›Zentralverband der Ärzte für Naturheilverfahren‹ zusammen. Im Wetzlarer Raum begegneten sich seinerzeit auch H. Kolb, H. S. Lahnstein, H. Mommsen und H. P. Rusch – Initiatoren für die Weiterentwicklung der Mikrobiologischen Therapie. 》

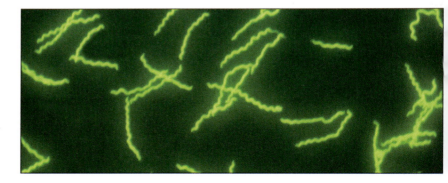

Helicobacter (früher, Campylobacter) pylori: gramnegatives Bakterium, Risikofaktor für und Verursacher von Magenschleimhaut- und fieberhaften Dünndarm-Entzündungen sowie von Magen- und Zwölffingerdarmgeschwüren; häufig als Folge einer Resistenzschwäche der Schleimhaut

Abb. 36

MIKROBIOLOGISCHE THERAPIE

Was eigentlich sind Probiotika?

Seit geraumer Zeit geistern die Begriffe *probiotisch* und *Probiotika* sowie deren Verwandte *prebiotisch* und neuerdings auch *synbiotisch* durch die Medien. In einem Großteil der Berichte wird hinter- oder vordergründig gern der Eindruck erweckt, es handle sich um den Gegensatz zu Antibiotika – und das hieße inhaltlich »*wachstumsfördernde Stoffe für Mikroorganismen*«. Dazu ist in Artikeln über Probiotika meist von lebenden Bakterien die Rede. Solche Auslegungen treffen nur teilweise oder entfernt zu, denn probiotisch bedeutet übersetzt zunächst nichts anderes als »für das Leben« und könnte also gleichermaßen die Eigenschaften von Wasser und Brot beschreiben.

Die probiotische Begriffsschlamperei hat Millionenbedeutung, seitdem mit isolierten Bakterienstämmen angereicherte Milchprodukte – in erster Linie Joghurts – von einigen Werbestrategen nachhaltig irreführend angepriesen werden. Zuvor gab es bereits eine medizinische Definition von »Probiotika«, und die hieß sinngemäß: »lebende Mikroorganismen mit positivem Einfluß auf den Wirtsorganismus«. Redet man dennoch vereinheitlichend von Probiotika, dann sollte man sie zumindest in 3 Gruppen unterteilen, zum Beispiel:

▶ *Medizinische Probiotika:* Mikrobiologische Therapeutika, deren Wirkstoffe aus lebenden und / oder abgetöteten Mikroben bestehen [Arzneimittel].

▶ *Pharmazeutische Probiotika:* Von der pharmazeutischen Industrie hergestellte mikrobiologische Ernährungsprodukte, die gefriergetrocknete Mikroben (*Lyophilisat*) enthalten [zumeist sogenannte Nahrungsmittelergänzungen; vor allem in Apotheken – auch in Reformhäusern und Drogerieabteilungen erhältlich].

▶ *Alimentäre Probiotika:* Mikrobenkulturen oder -anreicherungen als gesundheitsunterstützende Stoffe in Nahrungsmitteln [vorwiegend Milchprodukte wie Joghurt].

Alimentär: über die Ernährung

Der gemeinsame Nenner von Probiotika ist demnach, einen positiven Einfluß auf die Zusammensetzung und somit die Funktionen der Mikrofloren unseres Organismus auszuüben. [Im ursprünglichen Sinn trifft das natürlich auch auf einen Großteil unserer Nahrungsmittel zu, die ebenfalls mehr oder weniger probiotisch wirken.] In der Tat, jede der drei Probiotikagruppen hat irgendwie etwas mit Mikroben – mit Bakterien – zu tun. Der Haken kann aber im *irgendwie* und *etwas* liegen, in der *Qualität* und in der *Quantität:* Zum Beispiel bewirkt eine zu geringe Bakterien-Keimanzahl so gut wie nichts – was leider bei mehreren alimentären Produkten der Fall ist. Nur mit bestimmten Bakterienstämmen – und die in ihrer reinsten Form – können schützende oder heilende Wirkungen gezielt erreicht werden. Doch schon die kleinste Unachtsamkeit im Herstellungsprozeß kann unter Umständen gefährliche Resistenzen zur Folge haben – der Betroffene wird das niemals bemerken, selbst Fachärzte können in solchen Situationen die wahren Verursacher kaum aufspüren. Zu beachten ist auch, daß für manche medizinische Probiotika und einige dazugehörende Krankheitsbilder noch gesicherte Wirksamkeitsnachweise erbracht werden müßten.

■ *Alimentäre Probiotika* können – wie alle Nahrungsmittel – in begrenztem Umfang zu einer gesunden täglichen Ernährung beitragen (siehe auch Kapitel VII, Seite 148 ff).

■ Den *pharmazeutischen Probiotika* kommt dagegen eine ernstzunehmende ergänzende Bedeutung zu: Das sind konservierte, milchsäurebildende Bakterien, die unter sterilen Bedingungen eingefroren wurden und denen man dann das Wasser – genauer das Eis – im Vakuum entzogen hat. Mit beispielsweise Maisstärke angereichert, werden diese feinpulverigen Zubereitungen in Wasser oder Milch aufgelöst getrunken – die Lebewesen Bakterien haben in ihrem zwischenzeitlich gefriergetrockneten (*lyophilisierten*) »Schlafzustand« keinerlei Schaden genommen und sind durch die Flüssigkeit »wachgerüttelt« wieder genauso quicklebendig und aktiv wie zuvor! Solche probiotischen Produkte nimmt man ähnlich wie Vitaminergänzungen über einen längeren Zeitraum und hat so die Möglichkeit, sich Bakterien zur Unterstützung und Pflege der Darmflora zusätzlich zuzuführen.

Rund 15 derartige Produkte von 10 Herstellern verkaufen die deutschen Apotheken. Doch bedauerlicherweise wird bei vielen dieser Probiotika keine Angabe zu ihrer Keimanzahl gemacht, oder sie haben eine deutlich zu niedrige – was mehr als besorgniserregend ist – oder noch schlimmer – sie verfügen nur über tatsächliche Mikrobenaktivitäten pro Ernährungseinheit, die bis zum Tausendfachen unter den angegebenen Werten liegen, also unterhalb jeglicher Aktivitätsgrenzen! Gute pharmazeutische Probiotika, mit u. a. ausreichend und idealerweise verschiedenen Keimen verfügbar, sind jedoch im Verbund mit der richtigen Ernährung eine natürliche und risikolose Möglichkeit, die Behandlung, Nachbehandlung oder Vorsorge von Infekten, Allergien sowie vielen anderen Immunerkrankungen zu unterstützen.

Das probiotische Prinzip ist Hilfe zur Selbsthilfe des Körpers

Medizinische Probiotika lassen sich im Rahmen einer Ganzheitstherapie anwenden, bei der der Organismus über einen längeren Zeitraum oral oder per Injektion die ihm fehlenden Bakterien bzw. deren immunologische Signale erhält. Hat der Patient zum Beispiel eine chronische Darmerkrankung, wirken die verabreichten Bakterien als natürliche Abwehr gegen die Krankheitserreger. Parallel und im weiteren Verlauf regenerieren die über einen längeren Zeitraum zugeführten Bakterien die körpereigene Darmflora, so daß bei einer Rückkehr der Erreger das wieder intakte eigene Mukosa-Immunsystem die Abwehraufgaben erfolgreich übernehmen kann. Durch die nunmehr wiederhergestellte Darmflora wird auch das Immunsystem stabilisiert, und dadurch kann sich der Körper bei einem Angriff anderer Erreger selbst helfen. Soweit eine erste grobe Darstellung des »Hilfe zur Selbsthilfe des Körpers«-Prinzips medizinischer Probiotika.

Über den breiten Anwendungsbereich der medizinischen Probiotika – von Infektionen über Allergien, Pilz- und Hauterkrankungen bis hin zur Ganzheitstherapie – informiert Kapitel VI. Entsprechend seinen Wirkstoffen Freund-Bakterien und ihren Anwendungen bezeichnet man dieses Behandlungsprinzip als *»Mikrobiologische Therapie«*.

Medizinische Probiotika wirken vorbeugend und ursächlich heilend

Mikrobiologische Therapie und Netzwerk Mensch

Jede längerfristige bakterielle Fehlbesiedlung des Darms bedarf therapeutischer Korrekturen

Die inneren Organismus-Strukturen des Menschen und ihre Gesundheitsabhängigkeit von äußeren Faktoren sind Teil eines ganzheitlichen Netzwerks. Besonders gut deutlich werden diese Verzahnungen und Verzweigungen des Netzwerks Mensch, wenn man das Helferpotential der die Darmflora prägenden Bakterien betrachtet:

■ **Errichtung der mikrobiellen Barriere:** Eine »normalgesunde« Darmflora verhindert, daß Krankheitserreger von außen in unseren Körper gelangen, sich in den Schleimhäuten ansiedeln und in der Folge Infektionen auslösen können.

■ **Immunmodulation:** Bakterien der Darmflora »trainieren« diese körpereigene Abwehr, und ohne solche »erlernten« Kenntnisse kann unser Immunsystem niemals richtig funktionieren.

■ **Nährstoffe für die Darmschleimhaut:** Produkte des Bakterien-Stoffwechsels gewährleisten die Nährstoffversorgung der Schleimhautzellen des Darms.

■ **Vitaminproduktion:** Einige Bakterienarten können lebenswichtige Vitamine herstellen.

Diese vielfältigen Aufgaben können nur von einer normal zusammengesetzten Darmflora in vollem Umfang erfüllt werden. Ist das Gleichgewicht zwischen den Bakterienarten des Darmmilieus gestört, gewinnen fast immer die mikrobiellen Bösewichte die Oberhand – und das hat Folgen: Jetzt können die erforderlichen Aufgaben nicht mehr ordnungsgemäß ausgeführt werden, die krankmachenden Bakterien-Eigenschaften treten in den Vordergrund, und alle externen Krankheitserreger haben ein leichteres Eroberungsspiel.

Da für die oben beschriebenen Funktionen unterschiedliche Bakterienarten verantwortlich sind, können aus dem Fehlen oder der Verminderung bestimmter Bakterienarten die jeweiligen Funktionsminimierungen abgeleitet werden: Sind beispielsweise Escherichia coli- und Enterococcus faecalis-Bakterien reduziert, sind die Trainingseffekte für das Immunsystem stark einge-

MIKROBIOLOGISCHE THERAPIE

schränkt – denn vor allem diese beiden Bakterienarten beeinflussen die Immunmodulation positiv. Ähnliches gilt für die Einschränkungen der vielen anderen Funktionen und Aufgaben durch die dafür zuständigen Bakterien der Darmflora.

Konträre Reaktionen erfolgen dagegen, wenn die Vermehrung potentieller Bakterien-Bösewichte festgestellt wird, die – normalerweise zwar friedlich – in jedem gesunden Organismus anwesend sind: Wenn diese Mikroben die Oberhand haben, können sie richtiggehend aktiv werden und höchst unfriedlich agieren. Sind zum Beispiel Clostridien-Bakterien, die bis zu einer gewissen Menge jeder normalgesunden Darmflora angehören, vermehrt im Stuhl nachzuweisen, muß gefolgert werden, daß im Darm Fäulnisprozesse stattfinden und diese als wahre Ursache für Blähungen oder Bauchschmerzen oder Durchfall anzusehen sind.

Dauerstreß für den Darm – Schädigungen der Mikrofloren erzeugen Folgeschäden

Die Zusammensetzung der Darmflora sogenannter Zivilisationsmenschen zeigt bedauerlicherweise zunehmend »unzivilisiertere« Gesamteigenschaften: Das ist auch kein Wunder, denn die Durchschnittsdarmflora ist einem unaufhörlichen Massenbombardement – bestehend aus schädlichen inneren und giftigen äußeren Einflüssen – ausgesetzt, die das empfindliche bakterielle Gleichgewicht nachhaltig stören. Ist diese Balance erst einmal ernsthaft beeinträchtigt, werden in der Folge manche der verbliebenen Bakterienarten

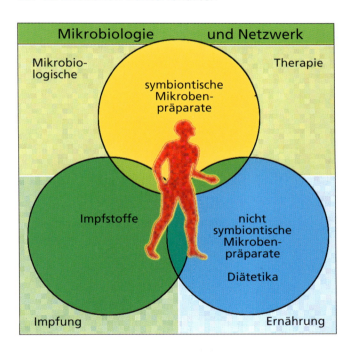

ihre Darmflora schädigen, wodurch die anderen schädlichen Einflüsse dann ein noch leichteres Spiel haben und der Darmflora ebenfalls Schäden zufügen – und so weiter und so fort.

Netzwerk Mensch und drei wichtige Immunmodulations-Parameter mit ihren Schnittflächen

Abb. 37

103

Innere Einflüsse:
▶ Der Mangel an Magensäure, Galle oder Enzyme der Bauchspeicheldrüse verändert die Balance des Nährstoffangebots für die Darmflora – einige Keimgruppen werden begünstigt, andere dagegen geschädigt.
▶ Abwehrschwächen ergeben eine mangelnde Abgabe von Immunglobulin-Abwehrstoffen an die Schleimhaut und stören so die homogene Mikroflora-Zusammensetzung.

Äußere Einflüsse:
▶ Durch falsche oder einseitige Ernährung, vor allem übermäßigen Zucker-, Fett- oder Eiweiß-Verzehr, wird die Darmflora einerseits direkt gestört und andererseits durch die Folgen von Abwehrschwächen in Mitleidenschaft gezogen.
▶ Antibiotika, Chemotherapeutika und Cortison, aber auch Abführmittel oder die »Antibabypille« beeinträchtigen direkt oder indirekt durch Schwächung der Körperabwehr die Darmflora.
▶ Infektionen und entzündliche Darmerkrankungen schädigen die Schleimhäute und die bakterielle Flora.
▶ Psychische und physische Überbeanspruchung (negativer »Streß«, Dysstreß) schwächen die gesamte Körperabwehr und üben Negativeinflüsse auf die Darmflora aus.

Hätten Mikroben tatsächlich das ihnen gemeinhin nachgesagte Vernichtungspotential konsequent eingesetzt, wäre die Gattung Mensch längst ausgerottet. Doch erst wenn wir unsere Mikrofloren und Abwehrsysteme aus dem Gleichgewicht bringen, werden Bakterien zur permanenten Bedrohung für den menschlichen Organismus. Der Mensch von heute sollte sich also wieder mehr seinem Trainingspartner Mikrobe stellen und auf diesem Weg Gesundheit lernen. Denn was L. Pasteur vor mehr als einem Jahrhundert erkannt hat, gilt auch für die Mikrobiologische Therapie: Im Kampf gegen Bakterien sind auf Dauer nur Bakterien unschlagbar.

VI.
Erkrankungen ursächlich heilen

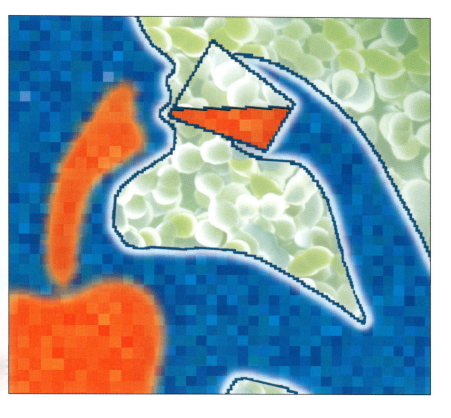

Die Geschichte der Humanmedizin ist vom fortwährenden Kampf für die Gesundheit und gegen unzählbar viele Krankheiten geprägt. Angesichts zunehmender Resistenzen, Rezidive und Superinfektionen sowie vollkommen neuer Immunerkrankungen ist das Schlüsselwort *verhindern* aktueller denn je.

Abb. 38

Helfen und heilen

Die Mikrobiologische Therapie kann zusätzlich auch Prophylaxe und Rezidivverhinderung bewirken

Es ist eine Binsenweisheit: Die besten Krankheiten sind die, die man nicht bekommt. Und wir müssen eine weitere Binsenwahrheit hinzufügen: Die besten Behandlungsmethoden sind die, die Erkrankungen ursächlich heilen.

Nun ist die Crux bei den meisten Medikamenten, daß sie bumerangähnlich funktionieren. Sie sind gegen die akute Erkrankung wirksam, doch kann nach erfolgreicher Behandlung fast jede Krankheit jederzeit zurückkehren – in gleicher, anderer, abgeschwächter oder fatalerer Form. Damit ist der Patient dann wieder am Anfang seiner Krankheitsgeschichte und somit häufig bei der erneuten Einnahme des gleichen Arzneimittels oder Wirkstoffs angelangt.

Niemand kann aber in einer Konsumgesellschaft ernsthaft erwarten, daß ein Hersteller Produkte produziert, die morgen überflüssig sind, und daß er diesen Vorgang auch noch beschleunigt. Doch im Unterschied zu anderen Branchen hat der »Gesundungsmarkt« wohl kaum Zukunftsprobleme: Denn die nicht endenden Unzulänglichkeiten von Mensch, Natur und Gesellschaft werden dafür sorgen, daß es hier niemals an Kunden mangeln wird.

Wenden wir uns nunmehr der Behandlung einzelner Erkrankungen mit der Mikrobiologischen Therapie zu.

Wie kann welche Erkrankung geheilt werden? Wie dauerhaft oder ursächlich wirksam ist dieses Therapiekonzept? Wie gelangen die richtigen Bakterien in ausreichender Menge zur richtigen Zeit an den richtigen Ort? Außerdem ist vorbeugen bekanntlich besser als heilen. Zwar sind Prophylaxe (Krankheitsvorsorge) und Rezidiv-Verhinderung (Vermeiden einer Krankheitsrückkehr) zwei grundsätzlich verschiedene Prozesse, doch haben beide vielfach gemeinsame Ursachen: gesunde oder geschwächte Abwehrsysteme. In solchen Fällen können mit Hilfe der Mikrobiologischen Therapie – häufig im Verbund mit Begleitmaßnahmen – neben der gezielten Krankheitsbehandlung eine langfristig wirksame Prophylaxe erreicht und

URSÄCHLICH HEILEN

gleichzeitig bzw. als Synergieeffekt zum Beispiel Superinfektionen vermieden werden.

Für die Behandlung einer aktuell gegebenen Erkrankung, die Verhinderung möglicher Rezidive und geeignete Prophylaxemaßnahmen gilt das Prinzip: Je exakter die Diagnose, um so erfolgreicher kann das Therapieergebnis sein. In der Regel sind frühestmögliche mikrobiologische Laboruntersuchungen z. B. von Stuhl- oder Urinproben unerläßlich, um die »Mikroübeltäter« zu identifizieren – wie das geschieht, wird ab Seite 109 ff aufgezeigt. Entsprechend dem Ergebnis einer solchen Analyse können die Mikrobiologische Therapie und die Arzneimittel mit ihren Dosierungen und Stärken etc. individuell justiert und Eigenimpfstoffe entsprechend dem Patientenbedarf entwickelt werden.

Auch die Wege, auf denen die mikrobiologischen Therapeutika dem Patienten verabreicht werden, sind individuell und abhängig von der jeweiligen Krankheit, ihrem Erscheinungsbild, den Organen, die beeinflußt werden sollen, sowie der körperlichen Konstitution des Betroffenen. Wie die Abbildung 39 auf dieser Seite zeigt, sind drei der gebräuchlichsten Verabreichungswege bei der Mikrobiologischen Therapie möglich: Die Wirkstoffe können eingenommen (*oral*), eingerieben (*perkutan*) oder per Spritze (*Injektion*) zugeführt werden. In vielen Fällen werden über die Wahl der Verabreichung beziehungsweise ihrer Kombination zugleich die dem Organismus zuzuführenden Wirkstoffmengen reguliert. In allen Fällen erreichen die Wirkstoffe die betroffenen Organe

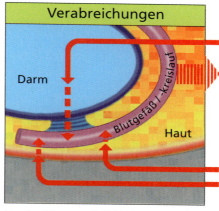

Verabreichungsmöglichkeiten, Wirkstoffwege, beeinflußbare Organe **Abb. 39**

ORALE EINNAHME
▸ mikrobiologische Präparate (Suspensionen, Tabletten, Kapseln etc.)
▸ pharmazeut. Probiotika / Nahrungsergänzungen

▸ Augen
▸ Hals / Nase / Ohren
▸ Bronchien
▸ Magen / Darm
▸ Urogenitaltrakt
▸ Haut

INJEKTION
▸ Eigenimpfstoffe
▸ Fremdimpfstoffe

EINREIBEN
▸ Eigenimpfstoffe

über den Blutkreislauf – siehe hierzu auch die Seite 63 ff inklusive der Abbildung 18.

In der Mikrobiologischen Therapie werden am häufigsten *oral* (über den Mund) einzunehmende fertige Darreichungsformen eingesetzt. Das sind in erster Linie *Suspensionen* – Lösungen, die tropfenweise eingenommen werden, und in z. B. Wasser aufgelöste Pulver – oder Tabletten, Kapseln, Dragees und Granulat.

Wegen ihrer herausragend guten therapeutischen Wirkung haben per *intrakutaner* (in die Haut hinein) Injektion verabreichte Wirkstoffe eine besondere Bedeutung in der Mikrobiologischen Therapie: Dabei handelt es sich meist um Eigenimpfstoffe (*Autovakzine*), zusätzlich auch eine örtliche Wirkung erzielen.

Europaweit werden, die Eigenimpfstoffe ausgenommen, über 140 medizinische Probiotika von fast 50 Firmen mit unterschiedlichen Präparatenamen angeboten.

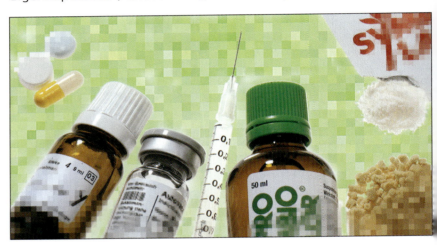

Mikrobiologische Therapeutika und Nahrungsergänzungen, v. l. n. r.: Tablette, Kapsel, Dragee, Eigenimpfstoff oral / perkutan, Eigenimpfstoff zur Injektion, Suspension / Flüssiglösung, Pulver, Granulat

Abb. 40

die gemäß den Analyseergebnissen von einem mikrobiologischen Institut hergestellt werden und den dem Organismus des Patienten entnommenen Krankheitserregern entsprechen, oder um Fremdimpfstoffe *(Heterovakzine)*.

Diese Impfstoffe – bevorzugt die Autovakzine – können in angepaßten Stärken auch oral eingenommen oder gezielt perkutan (durch die Haut hindurch) angewendet werden, wobei die auf die Haut aufgetragenen Wirkstoffe neben der systemischen auf diesem Weg

Allein in Deutschland gibt es rund 25 dieser Arzneimittel – verglichen mit anderen Krankheitsbereichen ist das eine überschaubare Zahl, doch damit können alle Therapie-Anforderungen in vollem Umfang abgedeckt werden.

URSÄCHLICH HEILEN

Theorie wird Therapie – mikrobiologisch gesichert

Die Zwickmühle bei der Behandlung nahezu jeder Krankheit ist, daß viele Ärzte und Heilpraktiker, vor allem aber Patienten, verständlicherweise eine schnellstmögliche Genesung wünschen, obwohl dieser Weg häufig weder der gesündeste noch zwingend erforderlich ist. In solchen Fällen wird die Erkrankung oft nur unter Einsatz starker Mittel mit breitgefächertem Wirkspektrum und entsprechender Beeinträchtigung der »Nachbarschaft« behoben, keinesfalls aber langsam und dauerhaft auskuriert.

Eine genaue Untersuchung der Mikrofloren, ggf. auch die von Krankheitserregern, und die Differenzierung der Therapie kann mit Hilfe von Laboranalysen erreicht werden – gleich, welche Therapie die Krankheitssituation erfordert oder der einzelne bevorzugt. Zum Beispiel sollte nach der ersten Verdachts- oder Erfahrungsdiagnose auf eine Infektion, Pilzerkrankung oder Allergie umgehend eine Probe (Stuhl, Urin, Rachenabstrich etc.) mikrobiologisch untersucht werden. Derartige Untersuchungen auf

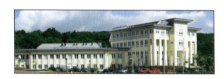

Institut für Mikrobiologie und Biochemie, Institut für Mikroökologie in D-Herborn

Abb. 41

Bakterienzusammensetzungen der Darmflora erfolgen durch Speziallabors oder -institute. Der Untersuchungsbefund enthält ein detailliertes Ergebnis, ermöglicht eine differenzierte Diagnose und somit gezielte therapeutische Maßnahmen. Wie problemlos dieser Weg in der Alltagspraxis funktioniert, wird am Beispiel des oben genannten Herborner Instituts gezeigt:

Der behandelnde Arzt hat beim Erstbesuch des Patienten beispielsweise den Verdacht auf eine chronische Erkrankung, eine akute Notsituation ist nicht gegeben. Im angenommenen Fall (siehe hierzu auch Abbildung 42) wird eine Stuhlprobe des Patienten zur mikrobiologischen Analyse an das Untersuchungsinstitut versandt. Das erfolgt mit Hilfe bereitgestellter Röhrchen – beschriftet mit Patientendaten – und eines ausgefüllten Untersu-

Einsenden zur mikrobiologschen Untersuchung:

1. *Einfüllspatel*
2. *Füllröhrchen für Stuhlprobe*
3. *Gefäß für Füllröhrchen*
4. *Füllröhrchen für Urinprobe*
5. *Untersuchungs-Auftrag (+ ggf. Autovakzine-Herstellung*
6. *Versandtasche*

Abb. 42

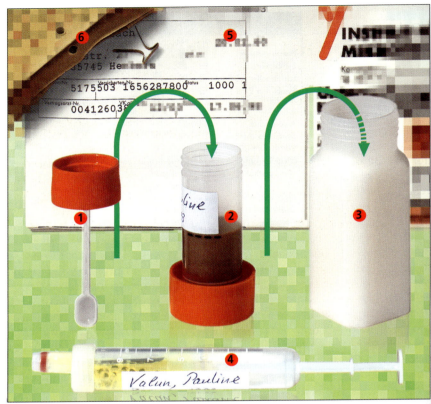

Erhalt nach mikrobiologischer Untersuchung:

1. *Unters.befund*
2. *Therapieempf.*
3. *Versandkarton*
4. *Präparateinfo.*
5. *Autovakzine, Injektion*
6. *Autovakzine, oral*

Abb. 43

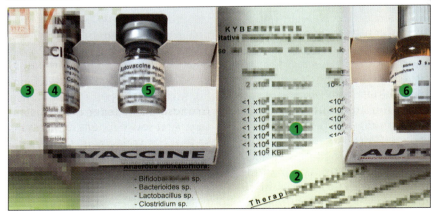

URSÄCHLICH HEILEN

chungsauftrags u. a. mit angekreuzter Verdachtsdiagnose.

Sofern aufgrund der Patientenbeschwerden ratsam, oder falls die Untersuchungsproben seines Patienten eine z. B. derart veränderte Darmflora ergeben, daß ein Eigenimpfstoff zur Behandlung erforderlich ist, hat der Arzt vorsorglich mit der mikrobiologischen Analyse die Herstellung entsprechender Autovakzine zur Injektion beauftragt – das ist bei dem genannten Institut möglich.

Bereits ab dem Tag seines Erstbesuchs und bei Einsendung der Proben sowie der Bestellung eventuell erforderlicher Autovakzine wird der Patient anhand seiner Symptome und der Verdachtsdiagnose zur Einleitung der folgenden individuellen Therapie medikamentös behandelt – in unserem Fall mit einem Präparat aus abgetöteten Bakterien.

Die Untersuchungsergebnisse liegen als Erstbefund vor, und die Anwendung von Autovakzinen ist erforderlich – siehe Abbildung 43 [beispielhaft sind hier zur Unterscheidung links Autovakzine zur Injektion (5) und rechts ein Autovakzine-Fläschchen zur oralen Einnahme (6) abgebildet]. Ein mikrobiologischer KyberStatus (1) wurde angefertigt: Die Keimzahl der unterschiedlichen Darmbakterien und Pilze wurde ermittelt und ins Verhältnis zu Normwerten gesetzt. Von den Normen abweichende Ergebnisse wurden beurteilt, mögliche Störungen im Regelwerk des Organismus beschrieben. Therapieempfehlungen (2) für eine mikrobiologische Behandlung sind gleichermaßen Teil des Erstbefundes – hier ergänzt mit Anwendungsvorgaben und genauen Präparateinformationen (4) für die erforderlichen und gewünschten Autovakzine.

Hingewiesen wird auch auf weiterführende Untersuchungen, auf mögliche sonstige Krankheitsursachen und Kontrolluntersuchungs-Zeitpunkte nach Therapiebeginn. Letztere geben dann als Zweit- und Folgebefunde Auskunft über Floraveränderungen bei den jeweiligen Bakterienstämmen im Vergleich zum Vorbefund. Daraus abgeleitet wird, wie die Therapie fortgeführt werden soll oder ob das Behandlungsende erreicht ist.

Wo und wie können Patienten mikrobiologische Diagnose- und Therapieleistungen erhalten?

Grundsätzlich: Jeder niedergelassene Arzt sowie jedes Krankenhaus sind in der Lage, mikrobiologische Untersuchungen einzuleiten und Behandlungen im Rahmen der Mikrobiologischen Therapie durchzuführen. Der Patient selbst

Um Mißverständnissen vorzubeugen: Bereits bei Einsendung der Untersuchungsproben beginnt die aktive Behandlung des Patienten

Ab Erhalt des Untersuchungsergebnisses wird die Behandlung individuell und gezielt fortgeführt

braucht keine besonderen Voraussetzungen zu erfüllen.

Mikrobiologische Analysen werden in Deutschland, Österreich und in der Schweiz von spezialisierten Instituten bzw. Labors und von Fachärzten (häufig als »Laborärzte« bezeichnet) erbracht.

Auf Seite 155 ff finden Patienten und Fachleute Hinweise zu Quellen für vertiefende Informationen

Als Orientierungshilfe sind hierzu auf der Seite 155 einige Quellen aufgezeigt. Fachleute erhalten Rat beim Arbeitskreis für Mikrobiologische Therapie e. V. Das ist ein 1954 gegründetes, unabhängiges Forum für diagnostische, therapeutische und wissenschaftliche Erkenntnisse über die Anwendung mikrobiologischer Präparate – eingebettet in den Herborner Kreis. In ihm bündeln sich jahrzehntelange Erfahrungen mit der Mikrobiologischen Therapie und Kenntnisse der modernen Biotechnologie: auf wissenschaftlicher Ebene mit weltweiten Forschungsprojekten, Symposien des Old Herborn University Seminar, der ISGNAS-Initiative und des Litterae-Verlages u. a. mit der Zeitschrift Mikroökologie und Therapie – auf ärztlicher Ebene mit dem genannten Arbeitskreis, den Instituten für Mikroökologie, Mikrobiologie und Biochemie sowie SymbioTec mit dem Schwerpunkt Tumorforschung – auf unternehmerischer Ebene mit mikrobiologischen Therapeutika, angewandter Mikrobiologie und der Herstellung von Bakterienkulturen.

URSÄCHLICH HEILEN

Welche Krankheit wie behandeln?

Die meisten Patienten, die eine Mikrobiologische Therapie erfahren, haben einen langjährigen Leidensweg mit vielen Behandlungsalternativen und damit verbundenen Nebenwirkungen hinter sich – oder, bei erstmals erkennbaren Allergien, schlimmstenfalls noch vor sich. Vor diesem Hintergrund sollte man jede mikrobiologische Krankheitsbehandlung betrachten, dann erscheint die für dieses Behandlungskonzept erforderliche Therapiedauer von mehreren Monaten vergleichsweise kurz. Auch ist die Notwendigkeit exakter Untersuchungen und Diagnosen, persönlicher Therapiekonzepte sowie sukzessiver Behandlungs-Abstimmungen zwischen Therapeuten und Patienten leicht zu verstehen. Die Mikrobiologische Therapie ist nämlich ein schrittweises Herantasten an die Krankheitsursachen und ihre individuelle Bekämpfung mit natürlichen Mitteln.

Nachstehend und anhand von Abbildung 44 auf der folgenden Seite sollen das Behandlungsschema und die Vorgehensweise beispielhaft erklärt werden.

1. Arztbesuch:

▶ Erste Verdachtsdiagnose und Zuordnung der Krankheitssymptome zu einem Krankheitsbild oder Krankheitsbegriff.
▶ Entnahme und Einsenden von Untersuchungsproben (Stuhl / Urin / Abstrich) an ein mikrobiologisches Institut zur Ermittlung exakter diagnostischer Parameter.
▶ In vielen Fällen gleichzeitig Bestellung von aus den Untersuchungsproben gezüchteten bakteriellen Eigenimpfstoffen als Behandlungspräparat.
▶ Start des ersten Behandlungsschritts, der *Initialphase A*, die Einnahme abgetöteter Bakterien.

2. Untersuchungsergebnisse etc.:

▶ Der detaillierte Krankheitsbefund liegt als Ergebnis der Analysen des mikrobiologischen Instituts vor – zusätzlich auch entsprechende Therapieempfehlungen.

Die Mikrobiologische Therapie erfordert eine gezielte Vorgehensweise, sie ist individuell auf das Krankheitsbild und den jeweiligen Patienten abzustimmen

113

Abb. 44
Erhöhung der Abwehrleistungen: Kolonisations-Resistenz, Mukosa-Immunsystem, systemische Immunität

E: Milchsäurebakt. ▶
D: Bakterienpräp. 2 ▶
C: Eigenimpfstoff ▶
B: Bakterienpräp. 1 ▶
A: Initialpräparat ▶

Therapiedauer ▶
– abhängig von der Art und vom Schweregrad der Erkrankung sowie von der Konstitution und vom Alter des Patienten: 3 bis mindestens 5 Monate, akute Infektionen: 2 bis 4 Wochen

✱ Therapiebeginn nach erstem ärztlichem Befund, Auftrag zur mikrobiologischen Untersuchung und Eigenimpfstoff-Herstellung

● Ergebnis der mikrobiologischen Untersuchung – Therapiefortführung orientiert an diagnostischen Parametern

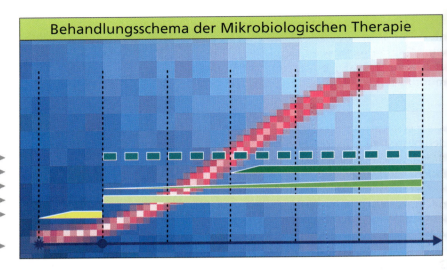

Behandlungsschema der Mikrobiologischen Therapie

A: Initialphase – Einnahme von abgetöteten Escherichia coli- und Enterococcus faecalis-Bakterien, um übersteuerte Immunaktivitäten zu beruhigen und inaktive Immunebenen anzuregen. [Bis zur Vorlage der genauen mikrobiologischen Untersuchungsergebnisse sowie ggf. auch von Eigenimpfstoffen] Zum Beispiel als Flüssigpräparat / Suspension; die Dosierung wird tropfenweise gesteigert – Einnahmedauer: 1 Monat (mindestens, erkrankungsabhängig auch länger, parallel zu *B, C, E*).

B: Erstmalig lebende Bakterien – Einnahme von Enterococcus faecalis-Bakterien, um den Druck auf die Immunregulierung zu erhöhen. Zum Beispiel als Flüssigpräparat / Suspension; gleichbleibende Dosierung – Einnahmedauer: mindestens 2 bis 4 Monate, parallel zu *C, D, E*.

C: Parallel zu »B« – Injektions- (oder orale bzw. perkutane) Behandlung mit den inzwischen hergestellten Eigenimpfstoffen zur gezielten Immunregulation. Die Dosierung wird sukzessive gesteigert – Behandlungsdauer: mindestens 3 bis 4 Monate.

D: Parallel zu »B« und »C« ab viertem Behandlungsmonat – Einnahme von lebenden Escherichia coli-Bakterien, um die Immunregulation zu optimieren, mit Betonung der Immunstimulation. Zum Beispiel als Flüssigpräparat / Suspension; die Dosierung wird tropfenweise gesteigert – Einnahmedauer: mindestens 2 Monate.

URSÄCHLICH HEILEN

■ ■ *E: Parallel erforderlich oder mögliche Ergänzung* – Einnahme von Milchsäurebakterien zur positiven Beeinflussung einfacher Immunmechanismen, Stabilisierung und Unterstützung des Darmmilieus. Gleichbleibende Dosierung – Einnahmedauer: mindestens 3 Monate.

◄◄ **Textfortsetzung von Seite 113**

▶ Zweitsendung: Der Arzt erhält den bestellten und von dem mikrobiologischen Institut hergestellten Eigenimpfstoff.
▶ Erstellen eines krankheits- und patientenspezifischen Therapiekonzepts durch den behandelnden Arzt.

3. Individuelle Behandlung:

▶ Start des zweiten Behandlungsschritts: Einnahme lebender Enterokokken-Bakterien *B* und falls erforderlich Behandlung mit Eigenimpfstoffen *C* – eventuell ergänzt durch Milchsäurebakterien *E*.
▶ Zwischenkontrollen.

4. Behandlungs-Fortführung:

▶ Überprüfung – und falls erforderlich Modifizierung – des Therapiekonzepts durch den Arzt.
▶ Dritter Behandlungsschritt: Fortsetzung des zweiten Behandlungsschritts und zusätzlich Einnahme lebender E. coli-Bakterien *D*.

5. Kontrolle / Nachbehandlung:

▶ Therapie-Erfolgskontrolle: gegebenenfalls Nachuntersuchung aktueller Proben in einem mikrobiologischen Institut, eventuell Behandlungsfortführung und / oder Auffrischbehandlung nach 1 Jahr bis 2 Jahren.

Die Mikrobiologische Therapie wird also schrittweise und individuell auf den kranken Menschen abgestimmt. Mit niedrigen Arzneimittel-Dosierungen beginnend, tastet man sich zunehmend kräftiger an die Krankheitsherde und -verursacher heran, um sie dann über einen längeren Zeitraum in treffender Stärke zu bekämpfen. Ziel ist es, die Krankheit dauerhaft zu besiegen und so für die Zukunft vorzusorgen. Im Gegensatz dazu stehen die herkömmlichen Vorgehensweisen in aller Regel mit standardisierten Therapieplänen, von Beginn an hohen Dosierungen und kürzeren Behandlungszeiträumen. Nun könnte man wegen der vernetzten Funktionen im menschlichen Organismus und des allgegenwärtigen Bakterieneinflusses glauben, die Mikrobiologische Therapie sei bei den meisten Krankheiten anwendbar. Das ist bedingt sogar richtig, dennoch gibt es eine Reihe von Erkrankungen, bei denen diese Therapie

115

Bei der Therapie mit 2 bis 3 sich ergänzenden Bakterienpräparaten plus Autovakzinen betragen die Tagestherapiekosten maximal rund 4,50 DM

bevorzugt eingesetzt werden sollte. Auf diese Erkrankungen, deren Behandlungskonzepte und zeitliche Erfolgsachsen wollen wir uns auf den nächsten Seiten konzentrieren. Welche Krankheit auf welcher Seite zu finden ist, das kann im Sachregister auf Seite 7 nachgeschlagen werden.

Grundsätzlich und besonders zu beachten ist:
1. Alle nachstehenden Angaben beziehen sich auf Erwachsene mit normaler körperlicher Konstitution.
2. Über die Anwendung der Mikrobiologischen Therapie bei Kindern und anderen naturgemäß Schwächeren wird ab Seite 141 gesondert informiert.
3. Dieses Buch will weder Behandlungsvorschriften machen noch den Arzt ersetzen – hier kann und soll lediglich Prinzipielles vermittelt werden.
4. Im Einzelfall kann es aus Therapie-Optimierungsgründen vorkommen, daß der Arzt von den auf den folgenden Seiten aufgezeigten Therapieempfehlungen abweicht.
5. Die individuelle Anwendung der Mikrobiologischen Therapie ist immer patienten- und präparateabhängig, letztlich kann sie nur vom behandelnden Arzt verantwortlich bestimmt werden!

Die Mikrobiologische Therapie mit Autovakzinen gilt als Juwelierskunst der Krankheitsbehandlung – da ist Fachkompetenz unerläßlich!

Die Kosten für den Arztbesuch werden im allgemeinen erstattet. Mikrobiologische Medikamente sind zwar nicht rezeptpflichtig, wohl aber apothekenpflichtig – sie können also verschrieben oder frei gekauft werden. Arzneimittel, Autovakzine und mikrobiologische Untersuchungen werden fallweise von der Krankenversicherung bezahlt. Am besten bespricht man sich vor Behandlungsbeginn mit seinem Arzt und der Krankenversicherung.

URSÄCHLICH HEILEN

AKUTE UND CHRONISCHE INFEKTE

AKUTE INFEKTE

Bei den meisten akuten Infektionen ist das Immunsystem stark geschwächt und bedarf einer raschen, kräftigenden Aktivierung. Hier ist stets eine intensive Behandlung mit lebenden Enterococcus-Bakterien sinnvoll: beispielsweise alle 2 Stunden 20 Tropfen eines entsprechenden Flüssigpräparates. Dauer: zirka 2 Wochen – bei Atemwegsinfektionen sind zusätzlich 3 x täglich 2 Tropfen in jedes Nasenloch zu empfehlen.

[*Akut* = plötzlich auftretend, heftig, kurzer Verlauf; Gegensatz: *chronisch* = sich langsam entwickelnd, umgangssprachlich meist / auch »dauernd« bezeichnend.]

CHRONISCHE INFEKTE

Mund, Nase / Nasennebenhöhlen (Kiefer- und Stirnhöhle), Rachen

Das Immunsystem ist über einen längeren Zeitraum geschwächt und kann durch den chronischen Verlauf des Infektes noch weiter destabilisiert werden – hier ist eine sukzessive Erhöhung der Abwehrfähigkeit erforderlich. Die Abbildung 45 zeigt, wie erfolgreich Nasennebenhöhlen-Erkrankungen mit einer Escherichia coli-Vakzine behandelt wurden – dagegen hatte die Scheinmedikamentgruppe (Pla-

Rhinitis: Nasenschleimhautentzündung; Sinusitis: Nasennebenhöhlenentzündung; Otitis media: Mittelohrentzündung; Pharyngitis: Rachenentzündung

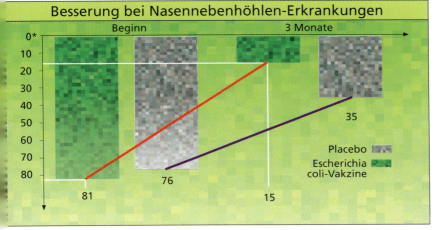

Zusammengefaßte klinische Ergebnisse bei chronischer Sinusitis Abb. 45

Besserung in 3 Monaten: von »sehr stark« (81) auf »gering / fast beschwerdefrei« (15)

* Grad der Beschwerden:
0 = ohne
20 = gering
40 = deutlich
60 = stark
80 = sehr stark

117

cebo) weiterhin noch »deutliche Beschwerden«.

Behandlungsempfehlung:
▶ Mikrobiologische Untersuchungen: **nur in schweren Fällen:** Stuhl, Mundhöhlen- / Rachenabstrich; fallweise 1 Zwischenuntersuchung nach 10 bis 12 Wochen; Nachuntersuchung empfehlenswert *bei problematischem Verlauf.*
▶ Behandlungsbeginn: mit abgetöteten Bakterien / Flüssigpräparat, 2 Wochen Dosissteigerung, insgesamt 1 Monat.

▶ Nach mikrobiologischer Analyse: individueller Therapieplan.
▶ 2. bis 5. Monat: Einnahme lebender Ent. faecalis-Bakterien / Flüssigpräparat.
▶ Parallel, 2. bis 5. Monat: Eigenimpfstoff, Dosissteigerung
▶ Gegebenfalls Ernährungsergänzung durch Milchsäurebakterien, 2. bis mindestens 4. Monat.
▶ Ab 4. Monat bis Behandlungsende (mind.) 5. Monat: zusätzlich lebende E. coli-Bakterien / Flüssigpräparat, Dosissteigerung.
▶ Kontrollbesuche beim Arzt im 4- bis 8-Wochenturnus.

Bronchitis: Bronchial-Schleimhautentzündung; Laryngitis: Kehlkopfentzündung; Tracheitis: Luftröhrenentzündung; Tonsillitis: Mandelentzündung

Besserung in 3 Monaten: von »quälend« (48) auf »gering / fast beschwerdefrei« (6)

* Grad der Beschwerden:
0 = ohne
10 = gering
20 = deutlich
30 = stark
40 = sehr stark
50 = quälend

Bronchien

Das Immunsystem ist deutlich geschwächt und muß folglich gestärkt werden. Abbildung 46 zeigt den Behandlungserfolg bei chronisch wiederkehrenden Atemwegserkrankungen nach 3monatiger Behandlung mit einem Präparat aus lebenden Enterococcus faecalis-

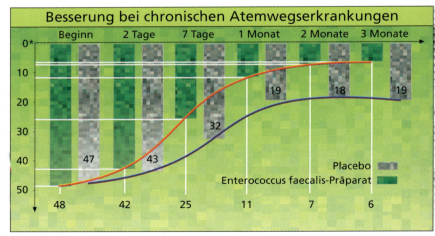

Chronisch wiederkehrende Erkrankungen der oberen Luftwege **Abb. 46**

URSÄCHLICH HEILEN

Bakterien – dagegen verzeichnete die Placebogruppe noch »deutliche Beschwerden«.

Behandlungsempfehlung:
▶ Mikrobiologische Untersuchungen: in schweren Fällen: Stuhl, Mundhöhlen- / Rachenabstrich, Sputum / Bronchialsekret; fallweise 1 Zwischenuntersuchung nach 10 bis 12 Wochen; Nachuntersuchung *bei problematischem Verlauf.*
▶ Behandlungsbeginn: mit abgetöteten Bakterien / Flüssigpräparat, 2 Wochen Dosissteigerung, insgesamt 1 Monat.
▶ Nach mikrobiologischer Analyse: individueller Therapieplan.
▶ 2. bis 5. Monat: Einnahme lebender Ent. faecalis-Bakterien / Flüssigpräparat.
▶ Parallel, 2. bis 5. Monat: Eigenimpfstoff, Dosissteigerung
▶ Gegebenfalls Ernährungsergänzung durch Milchsäurebakterien, 2. bis mindestens 4. Monat.
▶ Ab 4. Monat bis Behandlungsende (mind.) 5. Monat: zusätzlich lebende E. coli-Bakterien / Flüssigpräparat, Dosissteigerung.
▶ Kontrollbesuche beim Arzt im 4- bis 8-Wochenturnus.

Harnwege (Harnblase, Nierenbecken)

Wie auch bei anderen Infekten können abhängig von der Art und von dem Schweregrad der Erkrankung kurzzeitig Antibiotikagaben erforderlich sein. In den meisten Fällen sind die Ernährungs- sowie Hygienegewohnheiten besonders zu beachten.

Kind B. M., 6 Jahre alt bei Behandlungsbeginn:
Die Krankheits-Vorgeschichte: Der kleine Patient litt seit fast 2 Jahren unter bis zu 4mal jährlich wiederkehrenden Harnwegsentzündungen – Dauerbehandlung gegen Mikroben über 6 Monate, nach 2 Wochen erneut Harnwegsinfekte. Weiße und rote Blutkörperchen, Eiweiß und Coli-Bakterien wurden mit dem Harn ausgeschieden, insgesamt geschwächter Allgemeinzustand, Schulschwierigkeiten. Der Nierenbefund zeigte die Fehlbildungen Doppel- und Schrumpfniere, und ein entgegengesetzter Harnblasenrückfluß in beide Nierenbecken-Kelchsysteme wurde festgestellt.

Die Mikrobiologische Therapie wurde mit abgetöteten Coli- und Enterococcus-Bakterien eingeleitet, gefolgt von einer Behandlung mit lebenden Enterococcus- und später lebenden Coli-Bakterien sowie Eigenimpfstoffen aus dem Intestinal- und Urogenitaltrakt. Außerdem wurden zeitweise pflanzliche und homöopathische Mittel verabreicht, und ergänzend wurden Verhaltensmaßnahmen zur Ernährung

Blasenkatarrh, Blasenentzündung, Harninkontinenz: Blasenschwäche; Zystitis: Harnblasenentzündung; Pyelonephritis: Nierenbeckenentzündung

Fallbeispiel

Die zuvor beabsichtigte Entfernung einer Niere (Nephrektomie) war nicht mehr erforderlich

und stufenweisen Abhärtung eingeleitet. In der Folgezeit waren bei erneuten Harnwegsentzündungen trotzdem kurzzeitig Antibiotikabehandlungen erforderlich, jedoch immer seltener und letztmalig 1 1/2 Jahre nach Beginn der Mikrobiologischen Therapie. Nach wiederholten klinischen Kontrollen stellte der behandelnde Arzt Dr. med. H. D. deutliche Besserungen fest – der Allgemeinzustand und die Entwicklung des Kindes normalisierten sich, und die schulischen Leistungen besserten sich derart, daß die Mutter von den Lehrern darauf angesprochen wurde. Von weiteren Behandlungen konnte abgesehen werden.

Behandlungsempfehlung:
▸ Mikrobiologische Untersuchungen: Stuhl, Urin; fallweise 1 Zwischenuntersuchung nach 10 bis 12 Wochen; Nachuntersuchung **empfehlenswert**.
▸ Behandlungsbeginn: mit abgetöteten Bakterien / Flüssigpräparat, 2 Wochen Dosissteigerung, insgesamt 1 Monat.
▸ Nach mikrobiologischer Analyse: individueller Therapieplan.
▸ 2. bis 5. Monat: Einnahme lebender Ent. faecalis-Bakterien / Flüssigpräparat.
▸ Parallel, 2. bis 5. Monat: Eigenimpfstoffe, Dosissteigerung.
▸ Gegebenfalls Ernährungsergänzung durch Milchsäurebakterien, 2. bis mindestens 4. Monat.
▸ Ab 4. Monat bis Behandlungsende (mind.) 5. Monat: zusätzlich lebende E. coli-Bakterien / Flüssigpräparat, Dosissteigerung.
▸ Kontrollbesuche beim Arzt im 4- bis 8-Wochenturnus.

Ergänzend: Harn nicht zu lange einhalten; Blasen- und Nierentees trinken; scharf gewürzte Speisen, Alkohol und Kaffee möglichst meiden; äußerst saubere Toilettenhygiene, keine scharfen Seifen und Intimsprays; reichlich trinken (2 bis 2 1/2 l pro Tag).

Prostatitis: Entzündung der Vorsteherdrüse, akut oder chronisch

Prostata-Entzündungen

Die Prostata-Entzündung gilt als eine der typischen »Männerkrankheiten« – sie tritt bei jedem Zweitausendsten irgendwann einmal auf. Die Prostata ist Teil der männlichen Geschlechtsorgane und bezeichnet die walnußgroße innere Vorsteherdrüse, die an der Blase beginnt und den Harnröhrenanfang umgibt. Beim Samenerguß aktiviert ein gleichzeitig abgesondertes Prostatasekret die Beweglichkeit der Samenfäden. Prostata-Entzündungen äußern sich durch gesteigerten Drang zum Wasserlassen – von Schmerzen (auch beim Stuhlgang) und häufig von Fieber begleitet, manchmal mit Blut oder Eiter im Urin.

Erreger dieser Entzündungen

URSÄCHLICH HEILEN

sind Bakterien wie Streptokokken oder E. coli. Durch die Verknüpfung der Prostata mit den Harnwegen und -organen können Erkrankungen des einen Organbereichs leicht auf den anderen übergreifen – ist eine Prostataentzündung nicht richtig auskuriert worden, kann es zum Beispiel zu Potenz- oder Fruchtbarkeitsproblemen kommen.

Behandlungsempfehlung:
▶ Mikrobiologische Untersuchungen: Stuhl, Prostata-Sekret; fallweise 1 Zwischenuntersuchung nach 10 bis 12 Wochen; Nachuntersuchung **empfehlenswert**.
▶ Behandlungsbeginn: mit abgetöteten Bakterien / Flüssigpräparat, 2 Wochen Dosissteigerung, insgesamt 1 Monat.
▶ Nach mikrobiologischer Analyse: individueller Therapieplan.
▶ 2. bis 5. Monat: Einnahme lebender Ent. faecalis-Bakterien / Flüssigpräparat.
▶ Parallel, 2. bis 5. Monat: Eigenimpfstoffe, Dosissteigerung.
▶ Gegebenfalls Ernährungsergänzung durch Milchsäurebakterien, 2. bis mindestens 4. Monat.
▶ Ab 4. Monat bis Behandlungsende (mind.) 5. Monat: zusätzlich lebende E. coli-Bakterien / Flüssigpräparat, Dosissteigerung.
▶ Kontrollbesuche beim Arzt im 4- bis 8-Wochenturnus.

Darmerkrankungen / Darminfektionen

Die Verdauung, genauer die Häufigkeit und Beschaffenheit des Stuhlgangs, spiegeln in vielerlei Hinsicht den körperlichen und seelischen Zustand eines Menschen wider. Hier zeigt sich nicht nur, wie gesund er ist, über diesen Weg wird auch die Gesamtbefindlichkeit entscheidend mitgesteuert. Jeder sollte also seine Verdauung gebührend beachten – vor allem bei Erkrankungen.

Das häufigste Anzeichen einer Darmerkrankung ist die Darmentzündung mit Durchfall infolge viral, bakteriell oder parasitär / pilzbedingter Infektionen – oft auch in Form des sogenannten Brechdurchfalls vorkommend. Die Erreger sind Viren und / oder Bakterien wie Coli, Helicobacter, Salmonellen, Shigellen oder Staphylokokken, aber auch Amöben; und in vielen Fällen handelt es sich um Reisemitbringsel wie Cholera, Darmgrippe, Ruhr und Typhus / Paratyphus (durch unreines Wasser oder Nahrungsmittel hervorgerufen).

Behandlungsempfehlung:
▶ Mikrobiologische Untersuchungen **nur in schweren Fällen**: Stuhl; fallweise 1 Zwischenuntersuchung nach 6 bis 8 Wochen; Nachuntersuchung **empfehlenswert**.

Enteritis: Darmentzündung (Dünndarm); Gastroenteritis: Entzündung der Magenschleimhaut und des Dünndarms; Enterokolitis: Entzündung von Dünn- und Dickdarm; Kolitis: Dickdarmentzündung

Infektionsbedingte/r Darmerkrankungen / Durchfall, pilzbedingter Durchfall: siehe Seite 127; Durchfall als Reizdarmfolge: siehe Seite 136

- Behandlungsbeginn: mit abgetöteten Bakterien / Flüssigpräparat, 2 Wochen Dosissteigerung, insgesamt 1 Monat.
- Nach mikrobiologischer Analyse: individueller Therapieplan.
- 2. bis 5. Monat: Einnahme lebender Ent. faecalis-Bakterien / Flüssigpräparat.
- Parallel, 2. bis 5. Monat: Eigenimpfstoffe, Dosissteigerung.
- Gegebenfalls Ernährungsergänzung durch Milchsäurebakterien, 2. bis mindestens 4. Monat.
- Ab 4. Monat bis Behandlungsende (mind.) 5. Monat: zusätzlich lebende E. coli-Bakterien / Flüssigpräparat, Dosissteigerung.
- Kontrollbesuche beim Arzt im 4- bis 8-Wochenturnus.

Nach jeder Antibiotika-Behandlung sollte unbedingt eine Mikrobiologische Therapie zur Normalisierung der eigenen Abwehr erfolgen

Antibiotika-Nachsorge

Jede Antibiotika-Behandlung vernichtet neben den Krankheitserregern, gegen die sie eingesetzt wurde, auch Unmengen an Bakterien, die unseren Körper vor anderen Erregern wie krankmachenden Bakterien, Viren und Pilzen schützen. Solch ein gestörtes bakterielles Gleichgewicht ist vordergründig zunächst nicht erkennbar, bedeutet aber, daß die gesamte Körperabwehr destabilisiert ist! Als Folgen können sich einstellen: vermehrte bakterielle, Virus- und Pilzinfektionen, Durchfall, Schädigungen des gesamten Verdauungstrakts mit Übelkeit und Erbrechen, allergische Reaktionen etc. Daher sollte die geschwächte körpereigene Abwehr nach jeder (besser noch bereits vor und während einer) Antibiotika-Behandlung über eine mikrobiologische Behandlung wieder zur normalen Stärke zurückgeführt werden.

Behandlungsempfehlung:
- Mikrobiologische Untersuchungen: **nur in schweren Fällen:** Stuhl; anschließend ggf. individueller Therapieplan; Nachuntersuchung *bei problematischem Verlauf.*
- Behandlungsbeginn bis Behandlungsende 2. / 3. Monat: Einnahme lebender Ent. faecalis-Bakterien / Flüssigpräparat.
- Parallel in schweren Fällen, ab zirka 3. Woche bis 2. / 3. Monat: Eigenimpfstoffe, Dosissteigerung.
- Gegebenfalls Ernährungsergänzung durch Milchsäurebakterien, 2. bis mindestens 4. Monat.
- Kontrollbesuche beim Arzt im 4- bis 8-Wochenturnus.

URSÄCHLICH HEILEN

ABWEHRSCHWÄCHE

Haben die natürlichen Abwehrsysteme nicht ihre Normstärke, kann sich jeder Erreger jederzeit ungestört über das eigentlich erkrankte Organ hinaus im gesamten Körper ausbreiten und weitere sowie Folgebeschwerden auslösen. Naturgemäß geschwächte oder belastete Menschen sind besonders gefährdet und sollten zum Beispiel nach Operationen ihre Abwehr baldmöglichst restabilisieren.

Häufige grippale Infekte / Grippe, häufige Erkältungskrankheiten

Grippe, grippeartige Entzündungen und Erkältungen sind nicht ein und dasselbe, wohl aber in ihren Symptomen miteinander verwandt: Als »echte Grippe« bezeichnet man die eher seltene, aber gefährliche und nur durch den *Influenzavirus* erzeugbare *Influenza*. Eine *Grippe* kann dagegen durch eine Vielzahl verschiedener Virusarten ausgelöst werden, weshalb Schutzimpfungen nur begrenzt wirksam und Epidemien immer wieder möglich sind. *Grippale Infekte* sind grippeartige, meist mit Schleimhautentzündungen und Fieber verbundene Erkrankungen, die auch durch Kälte oder Nässe verursacht werden können. Die Gemeinsamkeit dieser Erkrankungen besteht darin, daß der Respirationstrakt bzw. Teile von ihm entzündet sind, daß sie umgangssprachlich als *Erkältung* bezeichnet werden und sich andere Krankheiten erzeugende Bakterien nahezu ungehindert auf den Schleimhäuten einnisten und als Folge sogar gefährliche Sekundärinfektionen auslösen können.

Behandlungsempfehlung:
▶ Mikrobiologische Untersuchungen: in schweren Fällen: Stuhl; anschließend ggf. individueller Therapieplan; Nachuntersuchung *bei problematischem Verlauf.*
▶ Behandlungsbeginn bis Behandlungsende 2. / 3. Monat: Einnahme lebender Ent. faecalis-Bakterien / Flüssigpräparat.
▶ Parallel **in schweren Fällen**, ab zirka 3. Woche bis 2. / 3. Monat: Eigenimpfstoffe, Dosissteigerung.
▶ Gegebenfalls Ernährungsergänzung durch Milchsäurebakterien, 2. bis mindestens 4. Monat.
▶ Kontrollbesuche beim Arzt im 4- bis 8-Wochenturnus.

Grippe: Virusinfektion der oberen Luftwege

123

PILZERKRANKUNGEN

Durch Pilze verursachte Infektionskrankheiten (*Mykosen*) haben »Konjunktur«. Begünstigt durch geschwächte oder geschädigte Abwehrsysteme, können sie sich relativ ungehindert vermehren und ausbreiten – besonders betroffen ist der Darm als idealer Lebensraum für Pilze. Man unterscheidet 3 Erregerarten: *Dermatophyten*, die nur Haut, Haare und Nägel infizieren können, *Hefepilze (Hefen)* und *Schimmelpilze* sind dagegen in der Lage, Haut-, Schleimhaut- und innere *(systemische / Endo-)* Mykosen zu erzeugen. In allen Fällen ist für die differenzierte Therapie eine exakte Erregerbestimmung erforderlich.

Dermatomykosen: von Pilzen verursachte Hautentzündungen; Dermatophytosen: von Dermatophyten verursachte Entzündungen der Haut, Haare oder Nägel

Haut

Haut, Haare und Nägel sind besonders anfällig für Pilzerkrankungen. Dermato- und Endo-Mykosen werden verursacht von Hefepilzen der Gattung *Candida*, vor allem *Candida albicans* als häufigstem Erreger. Die *Trichophytie* – ringförmige Entzündungsherde auf der Haut bzw. Knoten oder Abszesse vorwiegend in den Haarbereichen – hat als Ursache den häufigsten Erreger aller Dermatophytosen, einen Pilz der Gattung *Trichophyton*. Durch Infektion mit einem Pilz der Gattung *Microsporum*, einem Dermatophyt, entsteht die *Mikrosporie*, eine schuppenartige Hautentzündung zumeist im Kopfhaarbereich, vor allem bei Kindern.

Behandlungsempfehlung:
▶ Mikrobiologische Untersuchungen: Stuhl, *Hautschüppchen*; anschließend individueller Therapieplan; bei erheblichem Pilznachweis im Erstbefund 1 Stuhl-Zwischenuntersuchung nach 10 bis 12 Wochen; Nachuntersuchung des Stuhls bei erheblichem *Pilznachweis in der Zwischenuntersuchung*.
▶ Behandlungsbeginn: mit abgetöteten Bakterien / Flüssigpräparat, 2 Wochen Dosissteigerung, insgesamt 1 Monat.
▶ 2. bis 5. Monat: Einnahme lebender Ent. faecalis-Bakterien / Flüssigpräparat.
▶ Parallel, 2. bis 5. Monat: Eigenimpfstoffe, Dosissteigerung.
▶ Gegebenfalls Ernährungsergänzung durch Milchsäurebakterien, 2. bis mindestens 4. Monat.
▶ Ab 4. Monat bis Behandlungsende (mind.) 5. Monat: zusätzlich lebende E. coli-Bakterien / Flüssigpräparat, Dosissteigerung.
▶ Kontrollbesuche beim Arzt im 4- bis 8-Wochenturnus.

URSÄCHLICH HEILEN

Windelekzem, Analekzem

Behandlungsempfehlung:
- Mikrobiologische Untersuchungen: Stuhl, in unklaren Fällen *Hautschüppchen*; anschließend individueller Therapieplan; bei erheblichem Pilznachweis im Erstbefund 1 Stuhl-Zwischenuntersuchung nach 10 bis 12 Wochen; Nachuntersuchung des Stuhls bei erheblichem *Pilznachweis in der Zwischenuntersuchung*.
- Behandlungsbeginn: mit abgetöteten Bakterien / Flüssigpräparat, 2 Wochen Dosissteigerung, insgesamt 1 Monat.
- 2. bis 5. Monat: Einnahme lebender Ent. faecalis-Bakterien / Flüssigpräparat.
- Parallel, 2. bis 5. Monat: Eigenimpfstoffe, Dosissteigerung.
- Gegebenfalls Ernährungsergänzung durch Milchsäurebakterien, 2. bis mindestens 4. Monat.
- Ab 4. Monat bis Behandlungsende (mind.) 5. Monat: zusätzlich lebende E. coli-Bakterien / Flüssigpräparat, Dosissteigerung.
- Kontrollbesuche beim Arzt im 4- bis 8-Wochenturnus.

Windeldermatitis / -ausschlag: örtliche Hautentzündung mit Rötung; Analekzem (sog. Wolf): akute bis chronische Entzündung im Analbereich

Fußpilz

Fußpilz macht sich durch gerötete, nässende und juckende Haut meist zwischen den Zehen bemerkbar. Feuchtigkeit, eine vorgeschädigte Haut und eine verringerte Immunabwehr fördern die Ausbreitung dieser ansteckenden Pilzinfektion.

Behandlungsempfehlung:
- Mikrobiologische Untersuchungen: **nur in schweren Fällen** Stuhl; in unklaren Fällen *Hautschüppchen*; anschließend individueller Therapieplan; bei erheblichem Pilznachweis im Erstbefund 1 Stuhl-Zwischenuntersuchung nach 10 bis 12 Wochen; Nachuntersuchung des Stuhls nur bei erheblichem *Pilznachweis in der Zwischenuntersuchung* erforderlich.
- Behandlungsbeginn: mit abgetöteten Bakterien / Flüssigpräparat, 2 Wochen Dosissteigerung, insgesamt 1 Monat.
- 2. bis 5. Monat: Einnahme lebender Ent. faecalis-Bakterien / Flüssigpräparat.
- Parallel, 2. bis 5. Monat: Eigenimpfstoffe, Dosissteigerung.
- Gegebenfalls Ernährungsergänzung durch Milchsäurebakterien, 2. bis mindestens 4. Monat.
- Ab 4. Monat bis Behandlungsende (mind.) 5. Monat: zusätzlich lebende E. coli-Bakterien / Flüssigpräparat, Dosissteigerung.
- Kontrollbesuche beim Arzt im 4- bis 8-Wochenturnus.

Nagelmykose / Onychomykose: Entzündung der Fingernägel, häufiger der Fußnägel durch Pilze

Haare, Nägel

Pilzinfektionen der Haare werden durch *Dermatophyten* (siehe Seite 124) verursacht – ein exakter Erregernachweis ist erforderlich und erfolgt über eine Haarprobenuntersuchung.

Nagelmykosen entstehen häufig durch Pilzinfektionen nach Bagatellverletzungen beim Maniküren. Als Folge können sich weitere Nagelkrankheiten / Nagelbettentzündungen *(Panaritium / Paronychie)* einstellen. Um das Pilzgeflecht auszurotten und Rückfälle zu vermeiden, sollte eine Behandlung nahezu immer über mehrere Monate erfolgen, auch wenn die Erkrankungsanzeichen nicht mehr sichtbar sind.

Behandlungsempfehlung:
▶ Mikrobiologische Untersuchungen: **nur in schweren Fällen** Stuhl; in unklaren Fällen *Hautschüppchen, Nagelspäne;* anschließend individueller Therapieplan; bei erheblichem Pilznachweis im Erstbefund 1 Stuhl-Zwischenuntersuchung nach 10 bis 12 Wochen; Nachuntersuchung des Stuhls bei erheblichem *Pilznachweis in der Zwischenuntersuchung.*
▶ Behandlungsbeginn: mit abgetöteten Bakterien / Flüssigpräparat, 2 Wochen Dosissteigerung, insgesamt 1 Monat.
▶ 2. bis 5. Monat: Einnahme lebender Ent. faecalis-Bakterien / Flüssigpräparat.
▶ Parallel, 2. bis 5. Monat: Eigenimpfstoffe, Dosissteigerung.
▶ Gegebenfalls Ernährungsergänzung durch Milchsäurebakterien, 2. bis mindestens 4. Monat.
▶ Ab 4. Monat bis Behandlungsende Ende 5. Monat: zusätzlich lebende E. coli-Bakterien / Flüssigpräparat, Dosissteigerung.
▶ Kontrollbesuche beim Arzt im 4- bis 8-Wochenturnus.

Stomatis mycotica: Pilzentzündung der Mundschleimhaut

Candida-Mykosen nannte man früher Soor-Mykosen

Mund

Ist die Zusammensetzung der Mundflora, die spezifischen Bakterien in der Mundhöhle, ernsthaft gestört, kann eine Fülle örtlicher Pilzerkrankungen entstehen – doch dafür können nicht nur die Bakterien im Mund, sondern auch die im Magen und Darm verantwortlich sein. Besonders häufig treten Mundschleimhautentzündungen auf, beispielsweise als Mundausschlag (*Aphthen*).

Mundsoor (Candidose d. M.): durch Hefepilze verursachte und Abwehrschwäche begünstigte weißliche Mundschleimhaut-Beläge, vor allem bei Säuglingen und Kindern vorkommend.

Behandlungsempfehlung:
▶ Mikrobiologische Untersuchungen: *Mundhöhlen- / Rachenab-*

URSÄCHLICH HEILEN

strich, Stuhl; anschließend individueller Therapieplan; bei erheblichem Pilznachweis im Erstbefund 1 Zwischenuntersuchung nach 10 bis 12 Wochen; Stuhl- und Abstrich-Nachuntersuchung bei erheblichem Pilznachweis in der Zwischenuntersuchung.
▶ Behandlungsbeginn: mit abgetöteten Bakterien / Flüssigpräparat, 2 Wochen Dosissteigerung, insgesamt 1 Monat.
▶ 2. bis 5. Monat: Einnahme lebender Ent. faecalis-Bakterien / Flüssigpräparat.
▶ Parallel, 2. bis 5. Monat: Eigenimpfstoffe, Dosissteigerung.
▶ Gegebenfalls Ernährungsergänzung durch Milchsäurebakterien, 2. bis mindestens 4. Monat.
▶ Ab 4. Monat bis Behandlungsende (mind.) Ende 5. Monat: zusätzlich lebende E. coli-Bakterien / Flüssigpräparat, Dosissteigerung.
▶ Kontrollbesuche beim Arzt im 4- bis 8-Wochenturnus.

Darmtrakt

Die häufigsten Hefepilzerkrankungen sind diejenigen, die durch eine Fehlbesiedlung des Darms mit Candida-Pilzen verursacht werden. Ist das bakterielle Gleichgewicht im Darmtrakt erst einmal gestört und funktioniert die Mukosabwehr nicht mehr ausreichend (siehe Seiten 54 und 63 ff), können die Beschwerden über den Bauchbereich hinausgehen – in der Fachdiskussion sind Nahrungsmittelunverträglichkeiten, Migräne bis hin zu seelischen Störungen wie Depressionen.

Behandlungsempfehlung:
▶ Mikrobiologische Untersuchungen: Stuhl; anschließend individueller Therapieplan; bei erheblichem Pilznachweis im Erstbefund 1 Zwischenuntersuchung nach 10 bis 12 Wochen; Nachuntersuchung bei erheblichem *Pilznachweis im Zwischenbefund.*
▶ Behandlungsbeginn: mit abgetöteten Bakterien / Flüssigpräparat, 2 Wochen Dosissteigerung, insgesamt 1 Monat.
▶ 2. bis 5. Monat: Einnahme lebender Ent. faecalis-Bakterien / Flüssigpräparat.
▶ Parallel, 2. bis 5. Monat: Eigenimpfstoffe, Dosissteigerung.
▶ Gegebenfalls Ernährungsergänzung durch Milchsäurebakterien, 2. bis mindestens 4. Monat.
▶ Ab 4. Monat bis Behandlungsende (mind.) 5. Monat: zusätzlich lebende E. coli-Bakterien / Flüssigpräparat, Dosissteigerung.
▶ Kontrollbesuche beim Arzt im 4- bis 8-Wochenturnus.

Vaginal-Mykose: Pilzerkrankung der Scheide [Candidiasis: Pilzerkrankung der Genitalien]; Candida-Mykosen / Candidosen: Pilzerkrankungen der Haut und Schleimhäute

Scheide / Scheideneingang

Die meisten der über 150 Candida-Arten (Sproßpilze / Hefen) sind unschädlich – die Spezies Candida albicans, die häufigste unter den Candida-Mykosen, tritt jedoch oft als Krankheitserreger auf. Im Erkrankungsfall ist deshalb eine mikrobiologische Untersuchung zur genauen Erregerbestimmung (Candida-Nachweis) und Erfassung der Keimanzahl dringend geboten. Candida-Besiedlungen von Haut und Schleimhäuten werden durch eine gestörte Bakterienflora und die geschwächte körpereigene Abwehr begünstigt. Wieviel anfälliger der menschliche Organismus bei einer gestörten Abwehr für Pilzinfektionen ist, zeigt die Abbildung 47: »Hefen allgemein« treten bei derart ausgeprägt krankheitsveranlagten Menschen fast doppelt so oft im Mund-Rachenraum auf wie bei gesunden. Noch krasser sieht es mit Candida albicans im Darmtrakt aus: Ist die Abwehr geschädigt, findet man diesen Krankheitserreger hier über 2½mal häufiger.

Patientin A. M., 33 Jahre alt bei Behandlungsbeginn:
Frau M. litt seit 2 Jahren unter chronisch wiederkehrenden Pilzerkrankungen der Scheide, als sie im

Fallbeispiel

Vergleich der Anfälligkeit gesunder Menschen (gestreifte Säulenpaare) mit der krankheitsempfänglicher Menschen (Säulenpaare rechts)

Mund-Rachenraum

Darmtrakt

Abb. 47

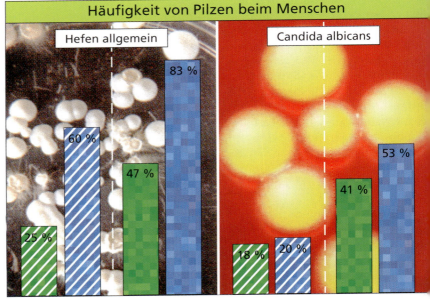

Sproßpilz-Nachweis auf den Schleimhäuten im Mund-Rachenraum und im Darmtrakt

URSÄCHLICH HEILEN

Januar erstmalig die Arztpraxis aufsuchte. Sie gab an, daß es seit einem halben Jahr in 4- bis 6wöchigen Abständen zu Rezidiven gekommen sei. Die mykologischen Stuhl- und Vaginalabstrich-Untersuchungen ergaben den Nachweis von Candida albicans in erhöhten Keimzahlen. Die Patientin erhielt daraufhin 2 Wochen lang ein Antimykotikum: oral, vaginal sowie lokal im Genitalbereich. Parallel wurde die Mikrobiologische Therapie mit der Einnahme abgetöteter Coli- und Enterococcus-Bakterien eingeleitet. Die Ernährung wurde gleichzeitig auf zuckerarme Kost umgestellt. Nach der 2. Woche wurden für etwa 3 Monate Vaginalsuppositorien (-zäpfchen) angewandt, zunächst im 2-Tages- und nach 1½ Monaten im Wochenrhythmus. Die Mikrobiologische Therapie wurde ab Februar mit lebenden Enterococcus-Bakterien fortgeführt und im Mai durch lebende Coli-Bakterien ergänzt.

Im September, nach knapp 9 Monaten, konnte die mikrobiologische Behandlung aufgrund eines negativen Befundes der mykologischen Stuhluntersuchung beendet werden. Die Patientin war geheilt und schien dauerhaft kuriert.

2 Jahre später kam es erneut zu einer Vaginalmykose, die wiederum erfolgreich mit dem Antimykotikum, den Suppositorien und lebenden Enterococcus-Bakterien behandelt wurde. Nach 2 weiteren leichten Rezidiven im Folgejahr, die ausschließlich mit Suppositorien und Enterococcus-Bakterien behandelt werden konnten, erhielt Frau M. zur dauerhaften Vorbeugung 3 Monate lang Eigenimpfstoffe als Injektion.

Die Patientin war bis zum Zeitpunkt dieses Berichts ohne Beschwerden.

Rezidiv: Wiederaufleben einer Krankheit

Behandlungsempfehlung:
▶ Mikrobiologische Untersuchungen: *Vaginalabstrich*, Stuhl; anschließend individueller Therapieplan; bei erheblichem Pilznachweis im Erstbefund Zwischenuntersuchung/en nach jeweils 4 bis 6 Wochen; Nachuntersuchung bei erheblichem *Pilznachweis in der Zwischenuntersuchung*.
▶ Behandlungsbeginn: mit abgetöteten Bakterien / Flüssigpräparat, 2 Wochen Dosissteigerung, insgesamt 1 Monat.
▶ 2. bis 5. Monat: Einnahme lebender Ent. faecalis-Bakterien / Flüssigpräparat.
▶ Parallel, 2. bis 5. Monat: Eigenimpfstoffe, Dosissteigerung.
▶ Gegebenfalls Ernährungsergänzung durch Milchsäurebakterien, 2. bis mindestens 4. Monat.
▶ Ab 4. Monat bis Behandlungsende (mind.) Ende 5. Monat: zusätzlich lebende E. coli-Bakterien / Flüssigpräparat, Dosissteigerung.
▶ Kontrollbesuche beim Arzt im 4- bis 8-Wochenturnus.

Bei hartnäckigen Pilzinfektionen

sollten hormonelle Empfängnisverhütungsmittel für 2 bis 3 Monate abgesetzt werden. Der Partner sollte gleichzeitig behandelt werden. Kondome schützen auch vor Pilzübertragungen; zuckerarme Kost beugt Pilzinfektionen vor; keine Synthetikwäsche tragen.

Candidose der Eichel, männlichen Harnröhre (Urethra), Vorhaut (Präputium)

Penis

Behandlungsempfehlung:
▶ Mikrobiologische Untersuchungen: *Abstrich der Eichel*, Stuhl; anschließend individueller Therapieplan; bei erheblichem Pilznachweis im Erstbefund 1 Zwischenuntersuchung nach 10 bis 12 Wochen; Nachuntersuchung des Stuhls bei erheblichem *Pilznachweis in der Zwischenuntersuchung.*
▶ Behandlungsbeginn: mit abgetöteten Bakterien / Flüssigpräparat, 2 Wochen Dosissteigerung, insgesamt 1 Monat.

▶ 2. bis 5. Monat: Einnahme lebender Ent. faecalis-Bakterien / Flüssigpräparat.
▶ Parallel, 2. bis 5. Monat: Eigenimpfstoffe, Dosissteigerung.
▶ Gegebenfalls Ernährungsergänzung durch Milchsäurebakterien, 2. bis mindestens 4. Monat.
▶ Ab 4. Monat bis Behandlungsende (mind.) 5. Monat: zusätzlich lebende E. coli-Bakterien / Flüssigpräparat, Dosissteigerung.
▶ Kontrollbesuche beim Arzt im 4- bis 8-Wochenturnus.

NEURODERMITIS

Durch Überempfindlichkeitsreaktionen hervorgerufene Ekzeme, vor allem von psychischen Belastungen und Immunstörungen beeinflußt. Das Säuglingsekzem (Milchschorf) kann als Neurodermitis-Vorbote ab dem dritten Monat auftreten. Atopische Ekzeme / Dermatitis (durch Empfindlichkeitsreaktionen entstandene Hautentzündungen / -erkrankungen) sind bei Kleinkindern, Kindern und Jugendlichen häufiger als bei Erwachsenen. Endogene Ekzeme (aufgrund von inneren Ursachen entstandene Hautentzündungen) sollen neueren Untersuchungen zufolge auch durch bestimmte Nahrungsmittel entstehen können.

Neurodermitis = atopische Dermatitis = atopisches Ekzem = endogenes Ekzem

---

Hautekzeme / Atopien

Behandlungsempfehlung:
▶ Mikrobiologische Untersuchungen: Stuhl; anschließend individueller Therapieplan; fallweise 1 Zwischenuntersuchung nach 10 bis 12 Wochen; Nachuntersuchung **empfehlenswert.**
▶ Behandlungsbeginn: mit abgetöteten Bakterien / Flüssigpräparat, 2 Wochen Dosissteigerung, insgesamt 1 Monat.
▶ 2. bis 5. Monat: Einnahme lebender Ent. faecalis-Bakterien / Flüssigpräparat.
▶ Parallel, 2. bis 5. Monat: Eigenimpfstoffe, Dosissteigerung.
▶ Gegebenfalls Ernährungsergänzung durch Milchsäurebakterien, 2. bis mindestens 4. Monat.
▶ Ab 4. Monat bis Behandlungsende (mind.) 5. Monat: zusätzlich lebende E. coli-Bakterien / Flüssigpräparat, Dosissteigerung.
▶ Kontrollbesuche beim Arzt im 4- bis 8-Wochenturnus.
▶ Folgebehandlungen sind im 2-Jahresturnus empfehlenswert.

Ekzem: Juckflechte, Hautentzündung mit Juckreiz; Atopie: Überempfindlichkeit

ALLERGIEN

Allergene: Stoffe, die Allergien durch Antikörper-Fehlproduktionen verursachen können

Erworbene oder angeborene Fehlreaktionen des Immunsystems gegenüber körperfremden, ursprünglich meist unschädlichen Fremdstoffen. Die Auslösefaktoren sind Haut- / Schleimhautkontakte mit Pollen, Staub, Eiweiß, Nahrungs- und Arzneimitteln – aber auch Stoffe wie Formaldehyd, tierische Gifte und psychische Faktoren.

Doch erzeugt werden Allergien eigentlich nicht durch diese Stoffe, sondern durch Fehlreaktionen des Immunsystems.

Die erhöhte Reaktionsbereitschaft des Immunsystems auf die an sich harmlosen Allergene bedarf einer Dämpfung, und gleichzeitig ist das Immunsystem zu stärken.

Rhinitis allergica: Heuschnupfen; Pollinosis: Pollenallergie / Heufieber

Fallbeispiel

Heuschnupfen

Während der Baum-, Gräser- und Kräuterblüte auftretender allergischer Schnupfen. Niesattacken mit wäßrigem Nasenausfluß, meist einhergehend mit *Konjunktivitis* (Augenbindehautentzündung), kann in hartnäckigen Fällen auch zu Asthmaanfällen führen.

Patientin A. S., 34 Jahre alt bei Behandlungsbeginn:
Frau S. litt seit 10 Jahren an sehr starkem, sich jährlich verschlimmerndem Heuschnupfen mit massiver Augenbindehaut-, Nasenschleimhaut- und Rachenentzündung sowie beginnenden Atembeschwerden.

Die saisonalen Beschwerden begannen stets im März und dauerten über den Sommer an – im Winter litt die Patientin zunehmend unter Hausstauballergien. In den Sommermonaten waren *Antihistaminika*, abschwellend wirkende Nasentropfen und krampflösende Dosieraerosole (Inhalator gegen Atembeschwerden) unerläßlich. Eine Kortikosteroid-Behandlung zur Unterdrückung der allergischen Reaktionen wurde erwogen, dabei wäre jedoch das Immunsystem weiter geschwächt worden.

Die Mikrobiologische Therapie

URSÄCHLICH HEILEN

wurde knapp 2 Monate vor dem erwarteten Beginn der Pollensaison eingeleitet: Zunächst wurden abgetötete Enterococcus- und Coli-Bakterien verabreicht, die nach 4 Wochen durch lebende Enterococcus-Bakterien und nach weiteren 2 Wochen durch inzwischen hergestellte Eigenimpfstoffe ergänzt wurden. Außerdem erhielt die Patientin homöopathische Mittel. Nebenwirkungen traten keine auf, doch konnte auch keine durchgreifende Besserung erzielt werden. Daraufhin wurde im Winter eine zweite Serie an Eigenimpfstoffen gegeben. Im folgenden Frühjahr und Sommer wurde die Vorjahrestherapie wiederholt, trotzdem kam es zu mäßigem Heuschnupfen mit stärkeren Beschwerden im Juli – die Behandlung wurde mit den gleichen Mitteln fortgeführt. Auch im darauffolgenden dritten Behandlungsjahr wurde das Therapieschema beibehalten. Das Ergebnis war eine deutliche Besserung des Heuschnupfens und seiner Begleiterscheinungen.

Im vierten Frühjahr und Sommer blieb der Heuschnupfen erstmals aus. In den Folgejahren gab es nur gelegentlich kurze, wetterabhängige Beschwerden, die nicht behandelt werden mußten. Die Patientin ist heute quasi beschwerdefrei.

Behandlungsempfehlung:
▶ Mikrobiologische Untersuchungen: Stuhl; anschließend individueller Therapieplan; fallweise 1 Zwischenuntersuchung nach 10 bis 12 Wochen; Nachuntersuchung **empfehlenswert**.
▶ Behandlungsbeginn: mit abgetöteten Bakterien / Flüssigpräparat, 2 Wochen Dosissteigerung, insgesamt 3 Monate.
▶ 2. bis Ende 4. Monat: **zusätzlich** Einnahme lebender Ent. faecalis-Bakterien / Flüssigpräparat.
▶ Parallel, 2. bis inkl. 5. Monat: Eigenimpfstoffe, Dosissteigerung.
▶ Gegebenfalls Ernährungsergänzung durch Milchsäurebakterien, 2. bis mindestens 4. Monat.
▶ Ab 4. Monat bis Behandlungsende (mind.) 5. Monat: zusätzlich lebende E. coli-Bakterien / Flüssigpräparat, Dosissteigerung.
▶ Kontrollbesuche beim Arzt im 4- bis 8-Wochenturnus.
▶ Folgebehandlungen sind im 1-Jahresturnus sinnvoll.

Antihistaminika hemmen oder blocken Histaminwirkungen wie das Zusammenziehen der Bronchien und Erweitern kleinerer Gefäße; Histamin: Gewebshormon, wird bei allergischen Reaktionen freigesetzt

Asthma bronchiale: Bronchialverengung, anfallweise auftretende Atemnot

Bronchial-Asthma

Behandlungsempfehlung:
▶ Mikrobiologische Untersuchungen: Stuhl; anschließend individueller Therapieplan; fallweise 1 Zwischenuntersuchung nach 10 bis 12 Wochen; Nachuntersuchung **empfehlenswert**.
▶ Behandlungsbeginn: mit abgetöteten Bakterien / Flüssigpräparat, 2 Wochen Dosissteigerung, insgesamt 3 Monate.
▶ 2. bis inkl. 4. Monat: **zusätzlich** Einnahme lebender Ent. faecalis-Bakterien / Flüssigpräparat.
▶ Parallel, 2. bis inkl. 5. Monat: Eigenimpfstoff, Dosissteigerung.
▶ Gegebenfalls Ernährungsergänzung durch Milchsäurebakterien, 2. bis mindestens 4. Monat.
▶ Ab 4. Monat bis Behandlungsende (mind.) 5. Monat: zusätzlich lebende E. coli-Bakterien / Flüssigpräparat, Dosissteigerung.
▶ Kontrollbesuche beim Arzt im 4- bis 8-Wochenturnus.
▶ Folgebehandlungen sind im 1-Jahresturnus sinnvoll.

Vorwiegend bei Kleinkindern vorkommend, Zöliakie / Sprue: Überempfindlichkeit gegen Gluten bei Kindern / Erwachsenen

Nahrungsmittelallergien

Behandlungsempfehlung:
▶ Mikrobiologische Untersuchungen: Stuhl; anschließend individueller Therapieplan; fallweise 1 Zwischenuntersuchung nach 10 bis 12 Wochen; Nachuntersuchung **empfehlenswert**.
▶ Behandlungsbeginn: mit abgetöteten Bakterien / Flüssigpräparat, 2 Wochen Dosissteigerung, insgesamt 3 Monate.
▶ 2. bis inkl. 4. Monat: **zusätzlich** Einnahme lebender Ent. faecalis-Bakterien / Flüssigpräparat.
▶ Parallel, 2. bis inkl. 5. Monat: Eigenimpfstoff, Dosissteigerung.
▶ Gegebenfalls Ernährungsergänzung durch Milchsäurebakterien, 2. bis mindestens 4. Monat.
▶ Ab 4. Monat bis Behandlungsende (mind.) 5. Monat: **zusätzlich** lebende E. coli-Bakterien / Flüssigpräparat, Dosissteigerung.
▶ Kontrollbesuche beim Arzt im 4- bis 8-Wochenturnus.
▶ Fallweise Folgebehandlungen im 2-Jahresturnus.

Jede Nahrungsmittelallergie erfordert eine bewußte Ernährung. Dabei sollten nicht nur die Allergieauslöser wie beispielsweise Kuhmilch, Zitrusfrüchte, Nüsse, Hühnereiweiß oder Klebereiweiß (Gluten) in Roggen, Weizen, Gerste und Hafer und unverträgliche Zusatzstoffe (Farb-, Konservierungsstoffe etc.) gemieden, sondern frische und vollwertige Nahrungsmittel bevorzugt werden.

Nesselsucht

Kurzzeitig auftretende, schubweise stark juckende, örtliche Hautschwellungen mit Rötungen. Meist an Armen, Beinen oder am Kopf. Durch Kratzen können kleine blutige Stellen entstehen. Bei schweren Formen von Gefäßschwellungen unter der Haut (Angioödemen) begleitet. Streß, körperliche Anstrengungen, Arzneimittel sowie Nahrungs-, Genußmittel und deren Zusatzstoffe sind die häufigsten Verursacher der Nesselsucht – fallweise auch Darminfektionen infolge von Candida-Pilzen.

Behandlungsempfehlung:
- Mikrobiologische Untersuchungen: Stuhl; anschließend individueller Therapieplan; fallweise 1 Zwischenuntersuchung nach 10 bis 12 Wochen; Nachuntersuchung ***empfehlenswert.***
- Behandlungsbeginn: mit abgetöteten Bakterien / Flüssigpräparat, 2 Wochen Dosissteigerung, insgesamt 3 Monate.
- 2. bis inkl. 4. Monat: **zusätzlich** Einnahme lebender Ent. faecalis-Bakterien / Flüssigpräparat.
- Parallel, 2. bis inkl. 5. Monat: Eigenimpfstoff, Dosissteigerung.
- Gegebenfalls Ernährungsergänzung durch Milchsäurebakterien, 2. bis mindestens 4. Monat.
- Ab 4. Monat bis Behandlungsende (mind.) 5. Monat: zusätzlich lebende E. coli-Bakterien / Flüssigpräparat, Dosissteigerung.
- Kontrollbesuche beim Arzt im 4- bis 8-Wochenturnus.
- Folgebehandlungen sind im 2-Jahresturnus empfehlenswert.

Urticaria, auch Quaddelsucht genannt

MAGEN- / DARM-ERKRANKUNGEN

Reizkolon: Nervöser bzw. Reizdarm, Reizmagen, [Reizblase]

Diarrhö(e): dünnflüssiger Stuhl

Obstipation: Stuhlverstopfung

Flatulenz: Aufblähung des Magens / Darms mit Abgang von Blähungen; Meteorismus: Blähsucht, Gas- bzw. Luftansammlungen im Darm oder in der Bauchhöhle

Ähnlich komplex wie die Funktionen ist auch die Fülle möglicher Beschwerden des Magen-Darmtrakts. Äußere, innere und psychische Faktoren können Ursachen für einen Reizdarm, sonstige Störungen oder Erkrankungen sein.

Durchfall

Neben infektionsbedingtem Durchfall (Seite 121) können die Ursachen für eine Diarrhö sein: Reizdarm, Arzneimittel und Alkohol, Streß und seelische Probleme, aber auch Nahrungsmittelallergien, -unverträglichkeiten und -vergiftungen.

Verstopfung • Blähungen

Bauchweh / -schmerzen

Wenn der Bauch einfach nur »weh tut«, verschiedenartig gereizt reagiert und die Befindlichkeitsstörung nicht eindeutig lokalisiert oder bestimmt werden kann – z. B.: abwechselnd Durchfall und Verstopfung, man fühlt sich aufgebläht, Völlegefühl. Bestehen derartige Beschwerden länger als 6 Wochen und werden keine organischen Ursachen gefunden, ist eine Mikrobiologische Therapie ratsam.

Behandlungsempfehlung:
▶ Mikrobiologische Untersuchungen: Stuhl; anschließend individueller Therapieplan; fallweise 1 Zwischenuntersuchung nach 10 bis 12 Wochen; Nachuntersuchung **empfehlenswert.**
▶ Behandlungsbeginn: mit abgetöteten Bakterien / Flüssigpräparat, 2 Wochen Dosissteigerung, insgesamt 1 Monat.
▶ 2. bis inkl. 4. Monat: Einnahme lebender Ent. faecalis-Bakterien / Flüssigpräparat.
▶ Parallel, 2. bis inkl. 5. Monat: Eigenimpfstoff, Dosissteigerung.
▶ Gegebenfalls Ernährungsergänzung durch Milchsäurebakterien, 2. bis mindestens 4. Monat.
▶ Ab 4. Monat bis Behandlungsende (mind.) 5. Monat: zusätzlich lebende E. coli-Bakterien / Flüssigpräparat, Dosissteigerung.
▶ Kontrollbesuche beim Arzt im 4- bis 8-Wochenturnus.

SCHWERE CHRONISCHE ERKRANKUNGEN

Bei schweren chronischen Systemerkrankungen sind in aller Regel das Immunsystem und die gesamte körpereigene Abwehr erheblich geschädigt. Vordringliche Aufgabe ist es, die Abwehrstörungen auszugleichen und das Abwehrpotential zu steigern.

Primär-chronische Polyarthritis (cP, PCP)

Anhaltende und an mehreren Gelenken gleichzeitig auftretende Entzündung, meist rheumatisch *(rheumatoide Arthritis)*. In vielen Fällen sind die Ursachen infektiöser Natur, oft auf bakterielle Infektionen zurückzuführen – und mit Sicherheit ist das gestörte Immunsystem krankheitsfördernd.

Behandlungsempfehlung:
▶ Mikrobiologische Untersuchungen: Stuhl; anschließend individueller Therapieplan; empfehlenswert sind **2 bis 3** Zwischenuntersuchungen im 10- bis 12-Wochenturnus **und 1** Nachuntersuchung.
▶ Behandlungsbeginn: mit abgetöteten Bakterien / Flüssigpräparat, 3 Wochen Dosissteigerung, insgesamt 6 Monate.
▶ 2. bis inkl. 12. Monat: **zusätzlich** Einnahme lebender Ent. faecalis-Bakterien / Flüssigpräparat.
▶ Parallel, 2. bis inkl. 12. Monat: Eigenimpfstoffe, Dosissteigerung.
▶ Gegebenfalls Ernährungsergänzung durch Milchsäurebakterien, 2. bis mindestens 4. Monat.
▶ Ab 7. Monat bis Behandlungsende (mind.) 12. Monat: *zusätzlich* lebende E. coli-Bakterien / Flüssigpräparat, Dosissteigerung.
▶ Kontrollbesuche beim Arzt im 4- bis 8-Wochenturnus.
▶ Folgebehandlungen sind im **2-Jahresturnus sinnvoll / erforderlich.**

Gelenkentzündungen mit Bewegungseinschränkung im ersten Stadium

*Morbus Crohn /
Crohn-Krankheit /
Enteritis regionalis
Crohn: chronische
Darmentzündung
mit Verhärtungen;
Colitis ulcerosa:
anhaltende Dickdarmschleimhaut-Entzündung, meist mit Geschwüren
(Ulzerationen)*

Fallbeispiel

Chronische Darmentzündungen

Bei schweren chronischen Darmentzündungen ist das Immunsystem stark in Mitleidenschaft gezogen. Das erfordert eine besonders behutsame Dosierung und längere Therapie.

Patient E. G., 39 Jahre alt bei Behandlungsbeginn:
Herr G. litt seit 4 Jahren an einer Colitis ulcerosa, die mit stark entzündungshemmenden Kortikosteroiden (Cortison) und mit Sulfasalazinen behandelt wurde – anhaltend und zeitweise hochdosiert. Trotzdem kam es 1- bis 2mal jährlich zu akuten Entzündungsschüben mit schweren blutigen Durchfällen – bis zu 25mal täglich – und massiven Bauchkrämpfen. Die Schübe machten eine mehrmalige stationäre Aufnahme und wiederum hochdosierte Cortison-Anwendungen nötig. Auf Grund der Schwere des Verlaufs und der Gefahr lebensgefährlicher Komplikationen bis hin zur Entstehung von Darmkrebs wurde dem Betroffenen eine Dickdarmentfernung (Kolektomie) empfohlen, die er jedoch ablehnte.

Statt dessen erfolgte eine mikrobiologische Behandlung. Zunächst nahm der Patient abgetöteten Bakterien in flüssiger Form oral zu sich, gefolgt von Eigenimpfstoffen in hoher Verdünnung, bei parallel mehr und mehr reduzierten Cortisongaben. Nach einem Jahr und mehreren Monaten, inzwischen erhöhter Eigenimpfstoff-Stärke, ballaststoffarmer Ernährung sowie Mineralstoff- (Eisen, Zink) und Vitamin B-Komplexgaben hatte sich der Allgemeinzustand des Patienten stark gebessert: 2- bis 3maliger täglicher Stuhlgang ohne Blut- oder Schleimanteile.

2 Jahre nach Beginn der Mikrobiologischen Therapie kam es infolge einer außerordentlichen psychischen Belastung im Privatleben von Herrn G. zu einer erneuten heftigen Attacke, die im akuten Stadium stationär, mit hohen Cortisongaben und einer Sonderkost behandelt wurde.

Die anschließende Wiederaufnahme der Mikrobiologischen Therapie erfolgte mit lebenden Enterococcus faecalis-Bakterien als Flüssigpräparat und zeitlich versetzt mit Eigenimpfstoffen. Mit niedrigen Dosierungen beginnend, wurden die Stärken der Eigenimpfstoffe wieder gesteigert und parallel mit Flüssigpräparaten aus Coli- und Enterococcus-Bakterien begleitet. Der Zustand von Herrn G. normalisierte sich binnen Jahresfrist.

In den Folgejahren wurden dem Patienten neben oral verabreichten Präparaten lebender Coli- und Enterococcus-Bakterien einmal jährlich Eigenimpfstoffe über einen Zeitraum von jeweils 3 Monaten injiziert, nunmehr aber in 2- bis 3facher Stärke.

Heute, 9 Jahre nach Beginn der

Mikrobiologischen Therapie, wird Herr G. regelmäßig internistisch kontrolliert. Cortisongaben sind nur selten, kurzfristig und gering dosiert erforderlich, wodurch praktisch keine Nebenwirkungen in Erscheinung treten. Die ständigen Bedrohungen wie Schleimhautzerstörung, Darmwanddurchbruch, Operation, künstlicher Darmausgang und Krebsentstehung sind für den Patienten in weite Ferne gerückt. Verglichen mit dem Krankheitsbild bei Beginn der Mikrobiologischen Therapie ist sein Allgemeinbefinden erfreulich, und Herr G. verfügt seit einigen Jahren wieder über das, was er selbst eine gute Lebensqualität nennt.

Behandlungsempfehlung:

▶ Mikrobiologische Untersuchungen: Stuhl; anschließend individueller Therapieplan; **fallweise wichtig** sind 2 bis 3 Zwischenuntersuchungen im 10- bis 12-Wochenturnus; Nachuntersuchung ***empfehlenswert.***

▶ Behandlungsbeginn: mit abgetöteten Bakterien / Flüssigpräparat, 3 Wochen Dosissteigerung, insgesamt 6 Monate.

▶ 2. bis inkl. 12. Monat: **zusätzlich** Einnahme lebender Ent. faecalis-Bakterien / Flüssigpräparat.

▶ Parallel, 2. bis inkl. 12. Monat: Eigenimpfstoffe, Dosissteigerung.

▶ Gegebenfalls Ernährungsergänzung durch Milchsäurebakterien, 2. bis mindestens 4. Monat.

▶ Ab 7. Monat bis Behandlungsende (mind.) 12. Monat: **zusätzlich** lebende E. coli-Bakterien / Flüssigpräparat, Dosissteigerung.

▶ Kontrollbesuche beim Arzt im 4- bis 8-Wochenturnus.

▶ Folgebehandlungen sind im 2-Jahresturnus sinnvoll.

Krebs, Nachsorge (Begleitmaßnahme)

Ergänzend zur Basistherapie bedürfen nach Krebstherapien (ohne oder mit operativem Eingriff) sowohl das geschädigte Immunsystem als auch die anderen Abwehreinrichtungen eines kontinuierlichen Wiederaufbaus zur anhaltenden Aktivierung der körpereigenen Widerstandskraft.

Behandlungsempfehlung:
▶ Mikrobiologische Untersuchungen: Stuhl; anschließend individueller Therapieplan; **empfehlenswert** sind 2 bis 3 Zwischenuntersuchungen im 10- bis 12-Wochenturnus und 1 Nachuntersuchung.
▶ Behandlungsbeginn: mit abgetöteten Bakterien / Flüssigpräparat, 3 Wochen Dosissteigerung, insgesamt 1 Monat.
▶ 2. bis inkl. 12. Monat: Einnahme lebender Ent. faecalis-Bakterien / Flüssigpräparat.
▶ Parallel, 2. bis inkl. 12. Monat: Eigenimpfstoffe, Dosissteigerung.
▶ Gegebenfalls Ernährungsergänzung durch Milchsäurebakterien, 2. bis mindestens 4. Monat.
▶ Ab 7. Monat bis Behandlungsende (mind.) 12. Monat: zusätzlich lebende E. coli-Bakterien / Flüssigpräparat, Dosissteigerung.
▶ Kontrollbesuche beim Arzt im 4- bis 8-Wochenturnus.
▶ Folgebehandlungen sind im 2-Jahresturnus sinnvoll.

URSÄCHLICH HEILEN

NATURGEMÄSS SCHWÄCHERE / GESCHWÄCHTE

Für alle naturgemäß schwächeren oder geschwächten Menschen gilt – gleichgültig ob Säugling oder Senior, werdende Mutter oder von Haus aus krankheitsempfindlich: Ihr Organismus ist anfälliger als der normal Konstituierter und reagiert entsprechend sensibler. Hier haben nicht nur Krankheitserreger ein leichteres Spiel, zugleich können auch die Krankheitsbehandlungen erhöhte Risiken beinhalten oder mit sich bringen. Da sind Behutsamkeit und das Beachten der jeweiligen Patientensituation ganz besonders gefragt.

Diese Anforderungen kann die Mikrobiologische Therapie mit ihren differenzierbaren Möglichkeiten erfüllen. Im nachfolgenden werden einige Richtlinien für vier besonders sensible Patientengruppierungen aufgezeigt, die unbedingt ergänzend zu den »Norm«-Behandlungsempfehlungen der Mikrobiologischen Therapie auf den Seiten 117 bis 140 beachtet werden sollten. Doch der Begriff »Richtlinien« deutet es bereits an: Jeder Patient und jede Erkrankung sind ein Einzelfall, der ärztlicher Kompetenz bedarf.

Säuglinge, Kleinkinder und Kinder bis 13 Jahre

▶ Das Immunsystem ist in diesen Altersgruppen in der Regel weniger geschädigt als das Erwachsener. Deshalb kann die Initialphase mit abgetöteten E. coli- und Ent. faecalis-Bakterien meist entfallen. Ausnahmen sind Haut- und chronische Durchfallerkrankungen sowie Allergien.

▶ Bis zum 1. Lebensjahr richtet sich bei der Einnahme lebender Ent. faecalis-Bakterien die Tropfenanzahl nach dem Monatsalter: Beispielsweise erhalten ein 4 Monate alter Säugling 2 x täglich 4 Tropfen und ein 12 Monate altes Kleinkind 2 x täglich 12 Tropfen. Dazu kommen ab drittem Behandlungsmonat 1 x täglich 5 Tropfen mit lebenden E. coli-Bakterien.

▶ 2- bis 13jährige erhalten 2 x täglich 20 Tropfen lebender Ent. faecalis-Bakterien und ab drittem Behandlungsmonat zusätzlich 2 x täglich 10 Tropfen E. coli-Bakterien

▶ Bei Säuglingen, Kleinkindern und Kindern bis 13 Jahren beträgt die Dauer der Behandlung meist 3 bis 4 Monate.

▶ Bei Jugendlichen ab 14 Jahren entsprechen die Tagesdosierungen

Je empfindsamer der Patient, um so individueller müssen Therapie und Begleitmaßnahmen abgestimmt werden

Mikrobiologische Therapeutika können durch gleichzeitig genommene andere Medikamente ihre Wirksamkeit verlieren

und die Behandlungsdauer den Angaben für Erwachsene.

Schwangere und stillende Mütter

▶ Obwohl z. B. von flüssigen Suspensionen mit abgetöteten oder mit lebenden Escherichia coli- und / oder Enterococcus faecalis-Bakterien keinerlei fruchtschädigende (teratogene) Wirkungen bekannt sind, sollte jede Anwendung während der Schwangerschaft nur nach sorgfältiger Nutzenabwägung durch den Arzt erfolgen.
▶ Bei Eigenimpfstoffen gilt das gleiche – wobei Injektionen nicht vorgenommen werden sollten.
▶ In der Stillzeit können Mutter wie Kind von der Einnahme mikrobiologischer Präparate profitieren, da die vermehrt gebildeten Antikörper auch in die Muttermilch übergehen und so das Abwehrsystem des Säuglings unterstützen.

Senioren

▶ Ältere Menschen haben neben ihrer Erkrankung, die mikrobiologisch behandelt werden soll, meist die ein oder andere altersbedingte organische Funktionsstörung und häufig auch ein Altersleiden wie z. B. Verdauungsstörungen, Altersdiabetes oder erhöhte Körperfettanteile. Begleitenden Maßnahmen wie beispielsweise einer Diät, Vitaminergänzungen, Verhaltensweisen und der Patienteneinstellung etc. kommt somit eine erhöhte Bedeutung zu.
▶ Nach Erkrankungen fördern altersbedingte Schwächen der Abwehrsysteme Rezidive – mikrobiologische Folgebehandlungen sind daher ratsam, fallweise auch Laboruntersuchungen.
▶ Mikrobiologische Präparate haben praktisch keine Nebenwirkungen und bis auf eine gleichzeitige Chemotherapie, Antibiotika- oder hochdosierte Cortisoneinnahmen bestehen auch keine Wechselwirkungen mit anderen Arzneimitteln. Dennoch sollten alle, die bereits irgendwelche Medikamente einnehmen, vor der Einnahme oder Anwendung mikrobiologischer Therapeutika ihren Arzt konsultieren!

Erhöht Sensible / häufig Kränkelnde

▶ In den meisten Fällen ist das Immunsystem nicht so nachhaltig geschädigt wie beispielsweise bei chronisch Kranken. Aus diesem Grund kann die Mikrobiologische Therapie mit der Einnahme lebender Ent. faecalis-Bakterien beginnen (die Initialphase mit abgetöteten Bakterien ist entbehrlich).
▶ Im 2. und 3. Monat ist häufig eine Ernährungsergänzung durch Milchsäurebakterien sinnvoll.

URSÄCHLICH HEILEN

Therapieerfolg trotz geringer Risiken

Zu *Risiken und Nebenwirkungen lesen Sie die Packungsbeilage und fragen Sie Ihren Arzt oder Apotheker*. Diese Formulierung begleitet kleingedruckt, hastig genuschelt oder kurz eingeblendet die Arzneimittelwerbung. Damit wollen die Verantwortlichen auf mögliche Gesundheitsgefahren hinweisen, die mit der Einnahme oder Anwendung eines Medikaments verbunden sein könnten – und das tut auch not:

Faltet man Arzneimittel-Packungsbeilagen auseinander und liest die kleingedruckten und meist kaum verständlichen Texte, erfährt man in vielen Fällen leider wenig Positives über das betreffende Mittel, wohl aber ellenlange Warnungs-Litaneien. Da ist die Rede von *Gegenanzeigen* – hier sind all die Umstände genannt, weshalb das Mittel besser nicht genommen werden sollte –, von *Vorsichtsmaßnahmen, Warnhinweisen* wie beispielsweise Reaktionsbeeinträchtigungen, von *Nebenwirkungen* – damit werden die neben der gewünschten Wirkung möglicherweise ebenfalls auftretenden unerwünschten Wirkungen bezeichnet – und von *Wechselwirkungen* – das sind Veränderungen oder Beeinträchtigungen der Wirkungen bei gleichzeitiger Einnahme anderer Arzneistoffe.

Aus diesem Gestrüpp an Absicherungen, Paragraphen und Fachinformationen kann der Laie zwei gesicherte Erkenntnisse ableiten: Je mehr Warnhinweise, desto »gefährlicher« ist oder kann das Mittel sein – und: Jede medikamentöse Krankheitsbehandlung sollte unter der Anleitung eines erfahrenen Arztes erfolgen.

Im allgemeinen gilt die Regel: Natürliche und »sanfte« Arzneistoffe sind risikofreier als die »schweren Kaliber«. Und zweifelsohne zählen die mikrobiologischen Therapeutika zur ersten, zur »gesünderen« Gruppe, da deren Wirkstoffe Bakterien (Zellen und Autolysat) den im gesunden menschlichen Organismus vorkommenden Stoffen entsprechen – beispielsweise eine häufig verordnete Reihe mikrobiologischer Flüssig-Arznei-

Selbstmedikation ohne fachliche Kontrolle kann fatale Folgen haben!

143

Die Wirksamkeit einer Arznei ist nicht davon abhängig, wie bitter sie schmeckt

mittel mit verschiedenen Keimen für differenzierte Krankheitsbehandlungen: Bei denen sind keine besonderen Vorsichtsmaßnahmen zu beachten, Warnhinweise keine gegeben, da nicht erforderlich und Wechselwirkungen unbekannt. An Gegenanzeigen werden verständlicherweise Schwangerschaft und Stillzeit als äußerst sensibel zu handhaben genannt, und unter Nebenwirkungen werden eine allgemein gute Verträglichkeit sowie in Einzelfällen bei Magen-Darm-Störungen Blähungen oder leichte Bauch- oder Magenbeschwerden bei Therapiebeginn aufgezeigt.

Dennoch ist sicher, jede medikamentöse Behandlung wird von Nebeneffekten begleitet – es gilt, die Therapienutzen gegen die Therapierisiken abzuwägen. Dabei kann man davon ausgehen, daß der alte Volksglaube »Gute Medizin muß bitter schmecken« auch im übertragenen Sinn der Vergangenheit angehört. Die Wirksamkeit von Arzneimitteln ist heutzutage nämlich nicht mehr von dem Prinzip abhängig: »Je stärker und besser die Wirkung, um so mehr Nebenwirkungen.« Mikrobiologische Medikamente sind dafür ein treffendes Beispiel.

Die Mikrobiologische Therapie ist in erster Linie nicht auf kurzfristige Besserung aus, sondern stellt einen risikoarmen und natürlichen Behandlungsweg dar, bei dem das schrittweise Herantasten an die Krankheit und eine »sanfte« Heilung im Mittelpunkt stehen. Diese individuell auf den jeweiligen Patienten abgestimmte Therapie verfolgt letztendlich das Ziel, dem Organismus Hilfe zur dauerhaften Selbsthilfe zu bieten. Zwar erfordert dieses Behandlungsprinzip meist längere Behandlungszeiträume, ist dafür aber ganzheitlich erfolgreich: in der Krankheitsbehandlung, bei der Ursachenbekämpfung und in der Gesundheitsfürsorge. So kann die Mikrobiologische Therapie für viele Patienten bei einer großen Palette akuter und vor allem bei chronischen Erkrankungen der rettende Anker sein.

VII.
Vorbeugen und gesund bleiben

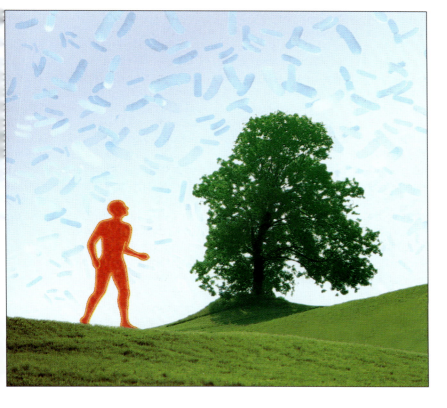

Es ist gleichermaßen trügerisch wie gefährlich, »Medizin« zunehmend als Synonym für »Gesundheit« zu verstehen und zu leben. Tatsächlich wird unsere Gesundheit durch Veranlagungen, individuelle Entwicklungen, die Umwelt, Lebens- und Ernährungsgewohnheiten sowie persönliches Denken und Handeln bestimmt.

Abb. 48

Lebensgewohnheiten und Umwelt

Nicht äußere Faktoren, sondern die eigene Sorglosigkeit ist der Krankheitsverursacher Nr. 1

Krankheiten kommen bekanntlich nie von allein, sie werden erzeugt. Und absurderweise ist der Mensch sein eigener Krankheitsverursacher Nr. 1: Denn im Reigen innerer und äußerer Risikofaktoren sind – von angeborenen Veranlagungen einmal abgesehen – vor allem die persönlichen Lebensgewohnheiten und die Umwelt krankheitsbestimmend. Dieses Wissen konnte aber nicht verhindern, daß der moderne Mensch zunehmend nach dem Motto lebt: »Die Medizin wird's schon richten« – das kann sie aber oft nicht mehr oder nicht zu 100 % und schon gar nicht so schadlos, wie es das eigene Vorsehen vermocht hätte.

Wie bei unseren Organismusfunktionen haben wir es mit einer komplexen Vernetzung zu tun. Die Vielfalt der Krankheitsursachen kann durchaus mit der Vielfalt und den Zusammenhängen in den Mikrobengesellschaften verglichen werden. Durch die Reizüberflutung, der Menschen heute ausgesetzt sind, verändern sich nicht nur die Mikrofloren und das Immunsystem nachhaltig, sondern es kommt zwangsläufig auch eine Flut an Krankheiten auf uns zu.

Daher können auf den verbleibenden Seiten zum Thema »Vorbeugen und gesund bleiben« nur einige Beispiele genannt werden.

▶ Fangen wir mit der Atemluft an und betrachten dabei auch die *freien Radikale*. Die unsere Luft verpestenden Schadstoffe Kohlendioxid, -monoxid, -wasserstoffe, Stickstoff- und Schwefeldioxid, Ruß etc. sind allgegenwärtig, selbst im Grünen auf dem Land. Welche Schadstoffe in welcher Konzentration wo auftreten dürfen und die leidigen Erzeuger-Schuldzuweisungen bleiben solange ein Streit um des Kaisers Bart, bis nicht jeder zur Schadstoffreduzierung beiträgt. Denn die könnte ohne nennenswerte Einschränkung für den einzelnen in der Summe beachtlich ausfallen. Statt dessen malträtieren wir uns nahezu unverändert mit gefährlichen Schadstoffen und nehmen die krankmachenden Folgen in Kauf: Aus Kohlenwasserstoffen und Stickoxiden entsteht das

GESUND BLEIBEN

bodennahe Lungengift Ozon und damit der berüchtigte Sommersmog, der für Allergiker, Asthmatiker und Patienten mit Bronchialproblemen besonders belastend ist. Wintersmog wird aus Kohlenmonoxid, Schwefeloxiden und schwebenden Staubpartikeln geformt, reizt die Schleimhäute und kann zu Atemproblemen führen.

In diesem Belastungskonzert des Organismus spielen die *freien Radikale* eine bedeutende Negativrolle. Sie tragen ihren Namen fatalerweise zu recht, weil sie in der Tat unkontrolliert agieren, und dazu auch noch hochaggressiv: Verfügt ein Sauerstoffatom in unserem Körper – zum Beispiel durch ein abgesprengtes Wasserstoffatom – über ein ungepaartes Elektron, sucht sich das ungleichgewichtige Sauerstoffatom über den Paarungsdrang des Elektrons sofort ein Ersatz-Wasserstoffatom. Dazu wird ein benachbartes, intaktes Molekül attackiert, um dort ein Ersatzatom zu entreißen. Diesem Molekül fehlt das gestohlene Atom dann natürlich, und es sucht seinerseits Ersatz. Das kann eine bis zu tausendfache Kettenreaktion ergeben. Zurück bleibt ein Bild der Verwüstung: biologisch veränderte Moleküle und wertlose Atome als Abfall, die abgelagert viele Zellen vernichten werden. Solche ungebundenen Atomzustände bezeichnet man als freie Radikale – und die treten in unvorstellbaren Größenordnungen auf.

Zum einen bildet unser Organismus permanent freie Radikale aus Sauerstoff, und zum anderen begünstigen Schadstoffe, Arzneimittel und UV-Strahlung etc. ihre Entstehung – allein ein einziger Zug an einer Zigarette enthält 100 Billionen freie Radikale, und jedes von ihnen kann die geschilderte Kettenreaktion erzeugen. Das Resultat: Die gesamte körpereigene Abwehr wird geschädigt, Arteriosklerose, Herz- und Hirninfarkte können entstehen.

▶ Gifte im Wohn- und Arbeitsbereich: In vielen Filzstiften sind Lösungsmittel, FCKW erlangte durch Spraydosen und Klimaanlagen traurigen Ruhm, und das berüchtigte Formaldehyd – z. B. in Isoliermaterial und Wandverkleidungen – weist selbst nach 20 Jahren noch hochtoxische Konzentrationen auf. Wir treffen überall auf Allergene: Reiniger im Haushalt, Färbemittel beim Frisör, Desinfektionsmittel in der Medizin. Inzwischen ist unsere Innenraumluft oft gefährlicher als die schadstoffbelastete Außenluft, weshalb Schwangere per Gesetz Anrecht auf eine ausreichende Arbeitsplatzbelüftung haben. Gäbe es für Innenräume vergleichbare Schadstoffgrenzwerte wie für die Außenluft, müßten die Menschen aus bis zu 10 % aller Gebäude evakuiert werden. Teure Luftreinigergeräte helfen kaum – jedes geöffnete Fenster wirkt um vieles besser und dazu auch noch erfrischend!

Sommersmog: Aus Schadstoffen und starker Sonneneinstrahlung entsteht das bodennahe Lungengift Ozon *(bad ozone)*, die Ozonschicht in 15 bis 40 km Höhe *(good ozone)* schützt unseren Lebensraum vor gefährlichen Sonnenstrahlen

Ernährung und Hygiene

Über die Ballast- und Nährstoffe in unserer Nahrung können viele Krankheiten vermieden oder reguliert werden

Die einfachste Form, *Vorbeugen und gesund bleiben* zu leben, ist die richtige Ernährung und Hygiene. Doch schon bei der Frage »Was ist richtig?« scheiden sich meist die Geister: auf der einen Seite die Praxis und auf der anderen die wissenschaftliche Theorie. Natürlich, die Forderungen der Ernährungswissenschaftler sind berechtigt – wir sollten täglich 6- bis 8mal geringe Mengen verzehren, nährstoffausgewogen und auf die individuellen Bedürfnisse abgestimmt. Wer aber kann derart häufig während seiner Arbeit essen? Auch herrscht die Meinung vor, persönlicher Geschmack und Ausgewogenheit seien selten in Einklang zu bringen, und außerdem wollen alle ein wenig »sündigen«. Aktuellen internationalen Schätzungen zufolge ernähren sich selbst in (sogenannten) »zivilisierten Ländern« zwischen 60 und 70 % aller Menschen nicht »richtig«.

Unzweifelhaft richtig ist jedoch: Die häufig radikal mit keimtötenden Mitteln herbeigeführte Sauberkeit im Wohnbereich, bei der Kleidung und am eigenen Körper hat kaum noch etwas mit Hygiene zu tun – eher wird das Gegenteil erreicht!

Wirklich entscheidend für unsere Gesundheit ist, Ernährungsmängel zu vermeiden. Dieser Grundsatz gewinnt – betrachtet man unser heutiges Konsumverhalten mit seinem Anteil an Fast food und industriell gefertigten Nahrungsmitteln – zunehmend an Bedeutung. Denn die in derartigen Lebensmitteln belassenen essentiellen Ballast- und Nährstoffbestandteile kann schließlich kaum jemand ernsthaft nachrechnen. Außerdem, wer – von sich bewußt oder aus medizinischen Gründen »diät«-ernährenden Menschen einmal abgesehen – kennt schon seinen wahren Bedarf an Grundnährstoffen (Eiweiße, Fette, Kohlenhydrate) und an Flüssigkeit, Vitaminen, Mineralstoffen und Spurenelementen? Zum Beispiel benötigen Raucher je nach Zigarettenkonsum täglich bis zu 40 % mehr Vitamin C, um den Raubbau durch freie Radikale zu kompensieren. Auch übermäßiger Alkoholkonsum, zuviel Streß und andere Belastun-

GESUND BLEIBEN

gen wie Schwangerschaft, Alter oder Krankheit erzeugen erhöhte Bedarfs- und bei Nichtdeckung Mangelsituationen. Unter dem Strich bleibt festzustellen, daß Ballast- und Nährstoffmangel zu gravierenden Schädigungen der Mikrofloren und des Immunsystems führen können – der Mensch wird krankheitsanfälliger oder krank!

Nun sind unsere Nahrungsmittel heutzutage wesentlich stärker belastet als früher. Doch glaube niemand, die Gefahren lägen lediglich in den millionenfach enthaltenen, häufig nur verschleiert oder überhaupt nicht genannten Zusatzstoffen industriell gefertigter Nahrungsmittel. Laut einer Studie des französischen Instituts für Landwirtschaftsforschung vertilgen wir mit frischem Obst und Gemüse beachtliche Mengen an Mikroben. Das ist nichts Neues und wäre im Grunde genommen auch nicht beängstigend, würden sich unter diesen Mikroorganismen nicht immer öfter auch resistente Krankheitserreger befinden. Sie sind das Resultat des Antibiotikaeinsatzes im landwirtschaftlichen Anbau.

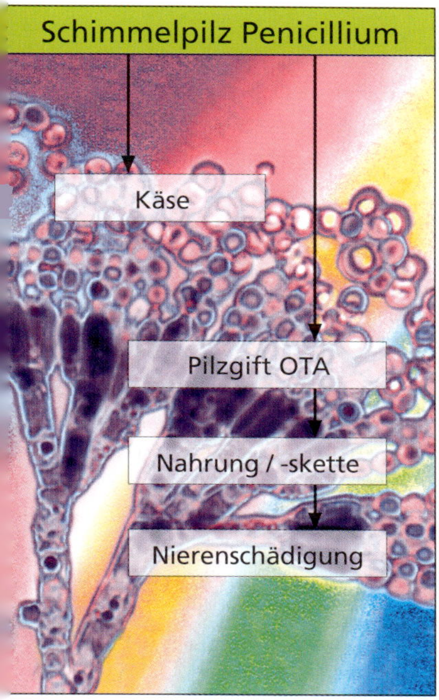

Der Schimmelpilz Penicillium (Abb. 49) kann einerseits Köstlichkeiten wie Camembert, Gorgonzola und Stilton bilden, andererseits aber auch das nierenschädigende und krebsauslösende Gift Ochratoxin A (OTA). Das finden wir dann widerstandsfähig eingenistet in unserem gesamten Nahrungsmittelwarenkorb vom Brot und Bier bis zum Weizen und Wein.

Wir müssen uns wappnen und kommen um eine bewußte Ernährung nicht herum – bei Allergikern und Neurodermitikern etc. ist sie sogar ein Muß und bei vielen Erkrankungen Teil der Therapie. Vorausschauender wäre es, wenn jeder rechtzeitig seinen Hausarzt zu Rate ziehen würde, um seine persönlichen Ernährungsrichtlinien zu erfahren. Das anschließende Einhalten dieser Vorgaben ist nur selten mit »größeren« Entsagungen verbunden, da heutzutage das oberste Gebot guter Ernährungs-

Pilz mit breitem Spektrum: von Käsekreationen bis zum allgegenwärtigen Gift in Nahrungsmitteln

Abb. 49

Schimmelpilz Penicillium

Käse

↓

Pilzgift OTA

↓

Nahrung / -skette

↓

Nierenschädigung

149

[5] Gestörte Bakteriengemeinschaften sind bei vielen Krankheiten die Erzeuger – die Verursacher heißen jedoch Fehlernährung, häufig Umwelteinflüsse und Fremdstoffe

Noxen: Krankheitsursachen

》 Wir stehen heutzutage immer wieder vor dem Problem, daß die intestinale Mikroökologie, die bakterielle Zusammensetzung der Floren in unserem Darm, nicht mehr intakt ist. Die Gründe dafür sind verschieden. Auf jeden Fall spielt dabei die fortdauernde Fehlernährung eine große Rolle: Denn in aller Regel ist unsere Nahrung zu reich an leicht verwertbaren Kohlenhydraten, an Zucker, tierischem Eiweiß und an Fett – und andererseits ist sie zu arm an Gemüsen, Obst oder Salaten und an Ballaststoffen. Weitere Punkte, die zur Schädigung der Darmflora beitragen, sind der zu häufige Einsatz von Antibiotika, aber auch Umweltschadstoffe wie Schwermetalle, Blei, Cadmium und Quecksilber, die sich, oral aufgenommen, hemmend auf die Darmflora auswirken können. Zu nennen sind in diesem Zusammenhang auch Kortikosteroide und andere immundämpfende Therapien, die über eine veränderte lokale Immunität die Zusammensetzungen der Floren verändern. Diese und eine Reihe zusätzlicher Faktoren führen dazu, daß die Immunfunktionen nicht mehr ausreichen und zunehmend häufiger chronische Erkrankungen festzustellen sind (chronische und chronisch-rezidivierende Infekte, Allergien, System- und Autoimmun-Erkrankungen). Natürlich ist es das Ziel einer ganzheitlichen Medizin, all diese schädigenden Noxen zu erkennen und soweit wie möglich auszuschalten. Doch leider kommen die Patienten meist erst dann zum Arzt, wenn die akuten oder chronischen Erkrankungen bereits entstanden sind.

Im ganzheitlichen Behandlungskonzept ist die Mikrobiologische Therapie zwar die wesentliche Säule, doch um ursächlich und zielgerichtet vorgehen zu können, ist es unerläßlich zu wissen, wo die Schäden entstanden und die Floren geschädigt worden sind – hierzu ist die mikrobiologische Diagnostik ein wirksames Hilfsmittel. 《

GESUND BLEIBEN

pläne immer *Wohlfühlen* heißt. Mit unserer Hygiene sieht es generell nicht gut aus. Das aber liegt nicht daran, daß wir alle »Schmuddelfinken« sind, sondern daran, daß wir den Begriff falsch interpretieren: Hygiene ist die innere Einstellung zur Gesundheitsfürsorge für Körper, Geist und Seele. Die von Werbestrategen suggerierte »generalstabsmäßige« Ausrottung aller Schmutzmikroben und das Idealbild von keimfrei glänzenden Fliesen sind hygienischer Unfug – gleichermaßen wie sich blaufärbendes Spülwasser in der Toilettenschüssel.

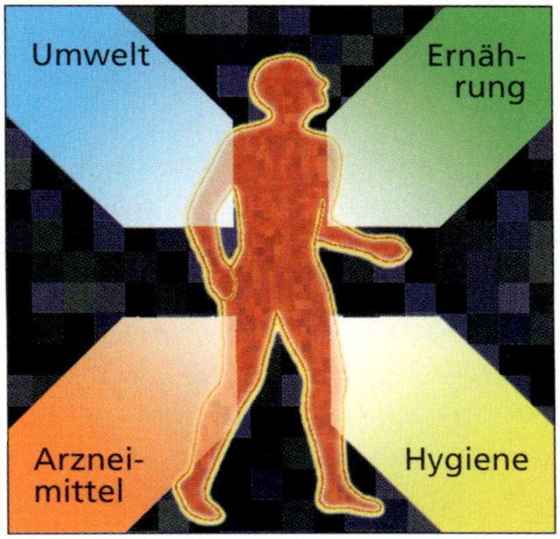

Sicher, Sauberkeit im Haushalt ist wichtig. Aber die können wir mit normalen und natürlichen Reinigungsmitteln erzielen, das wäre völlig ausreichend. Der übertriebene Einsatz von Desinfektionsreinigern schafft nämlich kein bakterienfreies Zuhause, sondern widerstandsfähigere Bakterien, darunter auch die unterschiedlichsten Krankheitserreger. Fahren wir so fort, kann uns eines Tages kein einziger Putzteufel mehr helfen.

Auch in der Nahrungsmittel-Hygiene gehören Vorbeugen und Natürlichkeit eng zusammen. Der beste Schutz vor Darminfektionen durch EHEC-Bakterien ist beispielsweise: kein rohes Fleisch essen, Roh- und Vorzugsmilch abkochen, Frisches kühl lagern und gut waschen, Aufbewahrtes auf mindestens 70 °C erhitzen, niemals das Auftauwasser von Tiefkühlkost weiterverwenden, Reinheit in der Küche etc.

Zusätzlich zu den mit seiner körperlichen Konstitution verbundenen Beanspruchungen, den Arbeits- und Freizeitanforderungen ist unser menschlicher Organismus unaufhörlich einer Vielzahl externer Belastungen ausgesetzt. All diese Faktoren sind mitbestimmend für Gesundheit, Krankheitsentstehung und -verlauf. Da liegt es nahe, vor allem dort auszugleichen, wo es dem einzelnen am besten möglich ist: bei seiner Ernährung und Hygiene. Doch um beides richtig umzusetzen, sind umfassende und neutrale Sachinformationen unerläßlich – hierzu beraten Ärzte, Literatur ist hilfreich, private Initativen und auch öffentliche Beratungsstellen wie die meisten Verbraucherzentralen helfen weiter.

Umwelt:
▶ *Boden*
▶ *Wasser*
▶ *Luft*
▶ *Gifte*

Ernährung:
▶ *Nahrungsmittel*
▶ *Genußmittel*
▶ *Fremdstoffe*

Hygiene:
▶ *Körper*
▶ *Geist / Seele*

Arzneimittel

Abb. 50

Ausblick: Mehr Krieg oder mehr Frieden?

Mit konzentrierten und konzertierten Maßnahmen können wir die Vergangenheit und die Zukunft unserer Gesundheit bewältigen

Könnten wir heute in die Zukunft des Menschen schauen und hätten für seine Gesundheit zwei Wünsche offen, wäre der erste »die großen Sünden der Vergangenheit ungeschehen machen« schnell genannt und erfüllbar. An der Verwirklichung des zweiten Wunsches »alle Krankheitsursachen erkennen« würde vermutlich auch jede Medizinfee scheitern.

Bei unseren Vergangenheitssünden ist das Rad der Zeit bedingt beeinflußbar: Zum Beispiel könnten wir die Waffe Antibiotikum wieder schärfen, indem solche Mittel nur noch gezielt und eingeschränkt bei Mensch und Tier eingesetzt würden! Doch leider verhindern kontroverse kommerzielle Interessen häufig gemeinsame Zielstellungen. Dabei könnten Forschung, Praxis und Kommerz bestens miteinander auskommen: Beispielsweise hat der australische Bodenspezialist R. Kimber kürzlich ein Bakterium entdeckt, das genüßlich Zyankali vertilgt und in Ammoniak und Kohlendioxid umwandelt. Nun wird erforscht, wie man diese »Tierchen« zur Sanierung von durch Holz- und Metallindustrien verseuchte Böden nutzen kann; eine ausgezeichnete Idee, höchstwahrscheinlich auch wirtschaftlich! Andererseits hat zur gleichen Zeit eine US-Firma eine Art Bakterienthermometer entwickelt, über 300 Mark teuer, mit dem angeblich jeder »Diarrhö vermeiden kann«. Das Gerät soll E. coli-Bakterien im Urlaub z. B. in Getränken identifizieren. Aber selbst wenn: Das ändert absolut nichts an der Erregergefahr (dann erhalten eben die Umgebung oder andere das Getränk und somit die Bakterien), außerdem bedeutet eine solche Identifizierung noch lange nicht, daß es sich um einen krankheitserregenden Escherichia coli-Stamm handelt.

Unter dem Deckmantel der Gesundheit hat das moderne Marketing die Bakterien als schier unerschöpfliche Geldquelle entdeckt. Das wäre ja durchaus in Ordnung, geriete dabei nicht die »gesunde« Zielrichtung zunehmend ins Abseits. Statt dessen produzieren wir im Krieg gegen

GESUND BLEIBEN

die Mikroben mehr Überflüssiges als Sinnvolles. Ein neues, antibakterielles Textilgewebe verspricht keimfreie Unterwäsche, Socken und Hemden – erzeugt aber dauerhaft getragen mit Sicherheit ernste Hauterkrankungen, weil zugleich die Hautflora geschädigt wird. Eine richtiggehende Bakterienwelle haben uns die als probiotisch bezeichneten Joghurts beschert. Diese Milchprodukte mögen allesamt ein gesunder und leckerer Ernährungsbeitrag sein, ihre alimentär-probiotische Wirkung ist zumindest zweifelhaft: Nur 9 von 74 geprüften Joghurts enthielten lebende Bakterien, und bei denen blieb ein Fragezeichen bei der erforderlichen Keimanzahl. Selbst Kaugummihersteller beteiligen sich am »Run« auf den gesunden Profit mit Bakterien – sie suggerieren deren Vernichtung, nennen ihre Produkte »medizinisch« und versehen ihre Automaten mit irreführenden »Keimfrei«-Schildchen.

Mehr Krieg oder mehr Frieden? Den rund 6 Milliarden Menschen auf unserem Planeten stehen Berechnungen der Universität Georgia zufolge unermeßliche 1 Quintillion (10^{30}) Bakterien gegenüber. Daraus ergäben sich aufeinandergetürmt eine 33 Lichtsekunden hohe Homosapiens-Säule und daneben eine Einzeller-Säule mit dem kosmischen Ausmaß von 100 Millionen Lichtjahren – sie wäre größer als unsere Galaxie, die Milchstraße. Es gibt also zusätzlich zu den lebensprägenden Eigenschaften der Mikroorganismen auch rein quantitativ bedingte Vernunftgründe für ein besseres Miteinander.

Mikroben, Viren, Erreger, Homo sapiens, Natur und Umwelt: Dieses Netzwerk ist ein untrennbares Ganzes. Also werden Krankheiten immer ein Teil des Lebens sein, und der Mensch wird sich verständlicherweise vor ihnen schützen und sie bestmöglich heilen wollen. Hierzu ist die Mikrobiologische Therapie mit ihrer ganzheitlichen Krankheitsvorsorge und -behandlung ein wirksamer Weg. Gleichzeitig können wir an diesem natürlichen Therapieprinzip gut erkennen, wie unsinnig der Glaubenskrieg »Schulmedizin kontra Naturmedizin« schon immer war, denn »Natur« ist schließlich der Grundgedanke einer jeden Medizin.

ANHANG

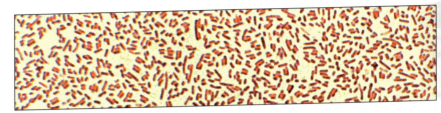

Escherichia coli-Bakterien, natürliche Bewohner des menschlichen Darms, unersätzlich für die Mukosa-Abwehr

Abb. 51

Dank und Anerkennung

Während der Zeit der Bucherarbeitung habe ich zahlreiche wertvolle und oft auch überraschende Anregungen erhalten – allen sei hiermit freundschaftlich gedankt. Dank gebührt vor allem meiner lieben Frau Kerstin – sie hat als praktische Ärztin die langjährigen Therapieerfahrungen einer breiten Ärzteschaft geprüft und aufbereitet. Zu danken habe ich aber auch Dirk van der Waaij und den vielen anderen Kollegen, die mit ihren Hinweisen und Unterlagen entscheidend zum Gelingen dieses Werkes beigetragen haben. Erst die entgegenkommende Mitarbeit des IMS-Instituts Germany hat ermöglicht, Kapitel IV mit – wenn auch besorgniserregenden – medizinisch-statistischen Daten zu stützen. Einen herzlichen Dank an Dieter Quant, der mit großem Einfühlungsvermögen die vielfach diffizilen Abbildungen trotz aller Sachanforderungen ansprechend gestalten konnte. Jutta Oppermann hat mit ihrem kompetenten Fachlektorat und mit ihrer akribischen Schlußbearbeitung entscheidend zur guten Verständlichkeit dieses Buches – auch und gerade für medizinische Laien – beigetragen.

Für die geduldige Zusammenarbeit und das entgegengebrachte Vertrauen möchte ich mich ganz besonders beim Urania Verlag bedanken, nicht zuletzt wegen des großen Verständnisses für die vielen Sonderwünsche bei diesem Buchprojekt.

ANHANG

Praktische Informationen

Die nachstehenden Hinweise auf Labors für mikrobiologische Untersuchungen, Informations- und Bezugsquellen, Produkte und Arzneimittel sind nur beispielhaft zu verstehen. Vollständige Übersichten sind hier leider nicht möglich.

Weitere Quellen: Literatur, Seite 164 ff; Abruf, Seite 168

Mikrobiologische Untersuchungen

- Ärzte für Mikrobiologie und Infektionsepidemiologie / Laborärzte, dem Berufsverband BÄMI angeschlossen, D-90429 Nürnberg.
- Bad Saarow Mikrobiologisch-Biochemische Analytik, D-15526 Bad Saarow.
- Enterosan Labor L + S, D-97706 Bad Bocklet.
- Institut für Mikrobiologie und Biochemie, D-35745 Herborn.
- Labor Dres. Hauss, D-24340 Eckernförde.
- Österreich: Mikrobiologische Laboratorien. [Über den behandelnden Arzt]
- Schweiz: Medizinisch-diagnostische Institute, Privatlabors, Speziallabors und Spezialärzte, dem Verband FAMH angeschlossen. [Über den behandelnden Arzt] Z. B. Institut Dr. Viollier, CH-40002 Basel.

Mikrobiologische Präparate und Produkte

Acidophilus-Zyma; *AM, GR, AP.*
Antibiophilus; *AM, KP / PU / SL, AP.*
Bactisubtil; *AM, KP, AP.*
Biocult Syxyl; *NE, TA, AP.*
Bioflorin; *AM, KP, AP.*
Candida Probiotics; *NE, PU, AP.*
Colibiogen Infantibus, oral, Injektion; *AM, SL, AP.*
Darmsymbiont. Pascoe; *NE, PU, AP.*
Eugalan forte; *AM, PU, AP.*
Hamadin; *AM, KP, AP.*
Hylak N; *AM, SL, AP.*
Infloran Berna; *AM, KP, AP.*
Lactobact Omni *FOS; NE, PU, AP.*
Larisod; *NE, PU, AP.*
Mutaflor; *AM, KP / SL, AP.*
Omniflora; *AM, KP, AP.*
Omnisept Durchfall-Kps.; *AM, KP, AP.*
Paidoflor; *AM, TA, AP.*
Perenterol; *AM, KP, AP.*
Perocur forte; *AM, KP, AP.*
Probiotik Pur; *NE, PU, AP.*
Rephalysin; *AM, DR, AP.*
Santax S; *AM, KP, AP.*
Symbioflor 1, Symbioflor 2, Pro Symbioflor; *AM, SL, AP.*
Symbiolact A, Symbiolact B, Symbiolact Comp.; *NE, PU, AP.*
Ventrux-A; *AM, KP, AP.*

AM= Arzneimittel
NE = Nahrungsergänzung
AP = in Apotheken
DR = Dragees
GR = Granulat
KP = Kapseln
PU = Pulver
SL = Suspension / Lösung
TA = Tabletten

Fachinformationen für Ärzte, Wissenschaftler und Patienten

▶ Allergiker- und Asthmatikerbund, D-Mönchengladbach.
▶ Arbeitsgemeinschaft Allergiekrankes Kind, D-Herborn.
▶ Arbeitskreis für Mikrobiologische Therapie e. V., Postfach 1664, D-35726 Herborn.
▶ Bundesverband Neurodermitiskranker, D-Boppard.
▶ DCCV, Erkrankungen des Verdauungstrakts, D-Tübingen.
▶ Deutsche / Österreichische / Schweizerische Morbus Crohn & Colitis Ulcerosa Vereinigung, D-Leverkusen / A-Wien / CH-Aarau.
▶ Deutscher Neurodermitiker Bund, D-Hamburg.
▶ DGHM, Deutsche Gesellschaft für Hygiene und Mikrobiologie, D-Heidelberg.
▶ ISGNAS, International Study Group on New Antimicrobial Strategies, Hoge Hereweg 50, NL-5906 TJ Glimmen.
▶ Selbsthilfegruppe für Neurodermitis, A-Wien.
▶ UGB-Deutschland / UGB-Schweiz, Verein für unabhängige Gesundheitsberatung, D-Gießen / CH-Bäretswil.
▶ VAAM, Vereinigung für Allgemeine und Angewandte Mikrobiologie, D-Halle (Saale).

ANHANG

Wichtige Fachausdrücke

Übersicht und Erklärungen wichtiger Fachausdrücke und Begriffe in diesem Buch.

Abszeß: Eitergeschwür, meist bakteriell bedingt, häufig durch verschiedene Erreger (Mischinfektion).
alimentär: ernährungsbedingt, mit der Ernährung zusammenhängend, der Ernährung zuzuordnen.
Alkalisierung: Lösungen durch Zusatz basischer Stoffe (v. a. Kalium, Natrium) alkalisch machen.
Allergen/e: Allergien erzeugende Stoffe (häufig körperfremde Stoffe), die Antikörper-Bildungen hervorrufen.
alveolar (alveolär): mit kleinen Hohlräumen ausgestattet, v. a. auf die Lungenbläschen bezogen (Alveolus pulmonis).
anorganisch: unbelebter Bereich der Natur. [↗ organisch]
Antibiose: durch Mikroben erzeugte wachstumshindernde oder abtötende Wirkung auf andere Mikroben.
Antimykotikum: Mittel gegen Pilze.
apathogen: keine Krankheiten erregend oder erzeugend (z. B. Bakterien). [↗ pathogen]
Assoziation: Verknüpfung – hier: physiologische Vorgänge.
Atopie: Sammelbegriff für die Allergiekrankheiten: allergisches Asthma bronchiale, Heuschnupfen, Neurodermitis.
Autoimmun-Erkrankungen: Krankheiten, verursacht durch gegen die eigenen Zellen wirksame Autoantikörper.
bakteriostatisch: das Wachstum von Bakterien hemmend.
bakterizid/e: bakterienvernichtend / bakterienvernichtende Stoffe.
ballaststoffarm: zu wenig / geringe die Darmperistaltik anregende Nahrungsbestandteile.

Biochemie: Grenzgebiet zwischen Biologie und Chemie, Wissenschaft der chem. Stoffwechselvorgänge in Organismen.
Candida: Gattung der Sproßpilze, auf der Haut und auf Schleimhäuten vorkommend, Krankheitserreger; medizinisch wichtigste Hefengattung (zur Zeit sind 196 Arten bekannt).
Candidose / Candidosis / Kandidose: durch Candida-Pilze erzeugte Pilzerkrankungen der Häute, zumeist der Schleimhäute.
Chemotherapeutikum/-ka: chemisch hergestelltes Arzneimittel, u. a. um Infektionserreger zu hemmen oder abzutöten (z. B. Antibiotika, Antiseptika, Desinfizienzien).
Chloroplast/en: kugelförmige Einschlüsse in Pflanzenzellen, die Chlorophyll enthalten.
Crux: Plage, Schwierigkeit, Kreuz; Crux medicorum: ein ärztliches Problem.
Darmlumen: Darmkanal, Lumen (lat. = Licht): lichte Weite eines Hohlorgans.
Darreichungen / -sformen: Art, Form und Konsistenz von Medikamenten, z. B. Pulver, Tablette, Kapsel, Flüssiglösung, Salbe, Injektion, Pflaster etc.
Diagnose: Erkennung und differenzierte Beurteilung von Krankheitserscheinungen, die systematische Einordnung einer Krankheit.
Diagnostische Parameter: Meßgrößen zur Beurteilung komplexer Zusammenhänge bei der Diagnose.
Dosierung / Dosis / Dosen: bei Arzneimitteln die verabreichte Menge der Wirkung.
Ekzem: Hautveränderung / -ausschlag, entzündliche Hauterkrankung mit Juckreiz, Juckflechte; nicht ansteckend.
Elixier/e: Synonym für Tinktur und Mixtur, Bezeichnung für weingeistige Pflanzenauszüge zu Heilzwecken.

157

E

endokrine Drüse/n: die innere Sekretion betreffend; Drüsen, die Sekrete direkt in die Blutbahn abgeben.

Endosymbionten (-Theorie / -Hypothese): Eukaryotenzellen waren zunächst Organismen ohne Mitochondrien oder Chloroplasten und gingen im weiteren Verlauf der Evolution eine innere Wirtsbeziehung (Endosymbiose, *endo: innen, innerhalb*) mit Prokaryoten (Bakterien, Blaualgen) ein.

Endozytose (-Prozeß): hier – Ereignis, das zur Entstehung der Mitochondrien führte, als vor rund 1,5 Mrd. Jahren Sauerstoff in die Atmosphäre gelangte.

Enzym/e: Eiweißkörper, die durch ihre Anwesenheit eine biochemische Reaktion auslösen, beschleunigen oder in eine bestimmte Richtung lenken; Enzyme werden bei ihrer Tätigkeit nicht verbraucht.

Erosionsprozeß: hier – Haut oder Schleimhäute, die an ihrer Oberfläche zerfressen oder anderweitig geschädigt werden. Oberflächliche Gewebeschädigung.

Evolution: in der Biologie – stammesgeschichtliche Entwicklung von Lebewesen, sukzessive Entwicklung von Organen / Organfunktionen.

F

Fäulnisflora: Mikroben, die vor allem stickstoffreiche organische Substanzen wie Pflanzen oder tote Tiere unter anaeroben Bedingungen zersetzen.

FCKW: Fluor-Chlor-Kohlenwasserstoff, unbrennbare und relativ gering giftige Gase, mitverantwortlich für die Zerstörung der Ozonschicht und den »Treibhauseffekt«, u. a. enthalten in Spraydosen, Deosprays, konventionellen Klimaanlagen und Kühlschränken etc.

Fossil/ien: aus unserer erdgeschichtlichen Vergangenheit stammend / stammende pflanzliche oder tierische Überreste oder deren Lebensspuren.

Fungizide: pilzabtötende / -vernichtende chemische Mittel (Fungistatika: pilzwachstumshemmende Mittel).

Genetik: Lehre von Vererbungsvorgängen und deren Gesetzmäßigkeiten (Teilgebiet der Biologie).

global: erdumfassend, bezüglich der / auf der gesamten Erde.

Hefen: hier – Pilze, die sich mittels Spaltung (Spalthefen, selten) oder Sprossung (Sproßhefen, überwiegend) vermehren, unterschiedlichen Klassen der Fungi angehörend, den sogenannten echten Pilzen.

hochdosiert: hochbemessene Wirkstoffdosis / -konzentration (in einem Arzneimittel).

hohe Gaben: Verabreichung von Wirkstoffen in hoher Konzentration / Arzneimitteln in hoher Dosierung.

Hormone: von menschlichen und tierischen Organismen gebildete körpereigene Wirkstoffe, zur Regulierung physiologischer Prozesse wie u. a. Stoffwechsel- und Wachstumsvorgänge (Hormone werden von den endokrinen Drüsen – Hirnanhang-, Schild- und Geschlechtsdrüsen, Nebennieren etc. – gebildet).

hormonelle Empfängnisverhütungsmittel »Antibabypillen«.

homöopathische Mittel: medikamentöse Therapeutika auf Basis hochverdünnter Substanzen – Substanzen, die bei normaler bis hoher Dosierung Symptome ähnlich der zu behandelnden Krankheit hervorrufen würden.

Hyphe/n: fadenförmige Pilzzelle/n.

Immunität: angeborene oder erworbene (durch Überstehen einer Krankheit oder Impfung) Fähigkeit des Organismus, für Krankheitserreger und deren Gifte unempfänglich zu sein.

immunogen: Immunität (auf Antigen bezogen) bewirkend.

Immunregulation: Steuerung der Abwehrfähigkeiten des Immunsystems.

Immunstimulation: Aktivierung der Abwehreigenschaften des Immunsystems.

Infekt/ion: hier – Ansteckung oder Störung von Organen oder Geweben

ANHANG

durch in den Organismus eingedrungene, aktive / passive Krankheitserreger.
Insektizide: insektenabtötende / -vernichtende chemische Mittel.
interdisziplinär: Zusammenwirken unterschiedlicher wissenschaftlicher Fachrichtungen.
intestinal: den Darmkanal betreffend, von ihm ausgehend oder zu ihm gehörend.
Katheter: schlauch- oder röhrenförmiges, flexibles oder starres Instrument zum Einführen in Körperorgane, -gefäße oder -höhlen (z. B. Blase, Darm).
kausal (causal): ursächlich, die Ursache betreffend.
Keim: a) Synonym für Krankheitserreger, b) einfaches Ausgangsgebilde eines Lebewesens, Embryo.
klinische Ergebnisse / Kontrollen: unter ärztlicher Aufsicht durchgeführte Untersuchungen an Patienten.
Kohlenstoff: nichtmetallisches chemisches Element mit dem Zeichen »C« für *Carboneum* (lat. *carbo:* Kohle), wesentlicher Bestandteil aller Organismen.
Kortiko(stero)ide: Steroidhormone wie z. B. Glukokortikoide und Östrogene, den Mineral- und Kohlenhydratstoffwechsel beeinflussende Nebennierenrindenhormone; natürliche Kortikoide: z. B. *Cortison* und *Cortisol*, synthetische Kortikoide: z. B. *Prednisolon, Dexamethason.*
kommensal: symbiontische Lebensgemeinschaft bezeichnend, in der nur ein Partner Nutzen erfährt, ohne daß der andere Schaden erleidet.
Kulturen / Kulturverfahren: Methoden zur kontrollierten Züchtung von Mikroben (zumeist in Speziallabors).
lymphatisch: die Flüssigkeit der Lymphgefäße, die Lymphknoten oder Lymphgewebe betreffend.
lyophilisiert: hier – gefriergetrocknet (lyophile Konserven können durch Ersatz der entzogenen Flüssigkeit wieder in ihren ursprünglichen Zustand zurückversetzt werden).

Medikamentenabusus: Abhängigkeit und Mißbrauch von einem oder mehreren Medikamenten bzw. von Wirksubstanzen.
Mikroökologie: die Lehre von Beziehungen der Mikroorganismen untereinander und zu ihrer Umwelt.
Mitochondrien: etwa bakteriengroße Zellorganellen im Zellplasma, bedeutsam für den Zellstoffwechsel und die Zellatmung.
Molekül: kleinstes Teilchen einer chemischen Verbindung, aus mindestens zwei miteinander verbundenen Atomen bestehend.
Molekularbiologie: Wissenschaftszweig, der sich mit molekularen Funktionen und Strukturen bei Lebewesen befaßt (u. a. mit den Erbinformationen von Einzellern, Mikroben und Viren).
morphologisch: den Aufbau oder die Gestalt von Organismen betreffend.
mutualistisch: wechselseitiger Nutzen der Partner in einer symbiontischen Lebensgemeinschaft.
Mykose: allgemeine medizinische Bezeichnung für Pilzerkrankungen (z. B. Haut- / Dermatomykosen).
Mykotoxine: durch Pilze, vor allem Schimmelpilze, gebildete Giftstoffe.
Myzel: aus Hyphen bestehendes Pilzgeflecht; die Gesamtheit von Hyphen in einer Pilzkultur.

negativer Befund: Untersuchungsergebnis, das den Krankheitsverdacht *nicht* bestätigt [Gegensatz *positiver* Befund: der Patient hat die befürchtete Krankheit – er ist also *krank*].
Nesselsucht (Quaddelsucht / Urtikaria): stark juckende Hautausschlagformen, häufig schubweise auftretend, ringförmig bis großflächige Hautrötungen.
niedergelassen(er Arzt): Bezeichnung für von allen Patienten zugängliche Ärzte in Arztpraxen.
niedermolekular: die *kleinen organischen Zellmoleküle* betreffend, mit molaren Massen zwischen 100 und 1.000 und aus

M

N

N bis zu 30 Kohlenstoffatomen bestehend (diese kleinen Moleküle sind die Baustoffe für die großen, die *Makromoleküle*).
Noxe/n: die Krankheitsursache/n betreffend, Stoffe und Umstände, die zu einer Erkankung führen.

O **opportunistische Erreger:** im Organismus vorhandener, normalerweise apathogener Erreger, der z. B. erst bei geschwächter körpereigener Abwehrkraft pathogen (krankheitserregend) wird.
oral: durch den Mund zuführen (z. B. Arzneimitteleinnahme), den Mund betreffend.
organisch: belebt oder lebendig, der belebten Natur angehörend. [↗ anorg.]
Oxidation: Bezeichnung für den Vorgang der Verbindung eines chemischen Stoffes mit Sauerstoff.

P **pathogen:** Krankheiten erregend oder erzeugend, krankmachend (z. B. durch Bakterien, Pilze, chemische Stoffe). [↗apathogen]
peripher: hier – die Randgebiete des Organismus oder von Organen betreffend, außen.
Persorption: der Transport fester, ungelöster kleinster Nahrungs- und anderer Partikel durch die intakte oberste Zellschicht des Darms / Schleimhautgewebes.
Pestizide: pflanzliche und tierische Schädlinge vernichtende chemische Mittel.
Phagosomen: Bezeichnung für Membran-Bläschen (*Vesikel*), deren Größe einen Durchmesser von über 250 nm (Nanometer, *nano = 1 Milliardstel*) aufweist (Vesikel transportieren Mikroben und Zelltrümmer).
physiologisch: die natürlichen Lebensvorgänge (im Organismus) betreffend.
Placebo: Scheinmedikament ohne pharmakologische Wirkung, meist im Rahmen klinischer Untersuchungen einer Kontrollgruppe verabreicht, um den Wirknachweis für eine neue Substanz / Arznei erbringen zu können.

Plankton: Bezeichnung für alle im Wasser schwebenden tierischen / pflanzlichen Kleinstlebewesen, die zu keiner oder nur geringer Eigenbewegung fähig sind.
Plasma: a) *Protoplasma:* der Teil tierischer und pflanzlicher Zellen, der von der Zellmembran umgeben ist, b) *Blutplasma:* flüssiger Bestandteil des Blutes, bestehend aus Eiweißkörpern, Wasser, Ionen, stickstoffhaltigen Substanzen und Nährstoffen (insgesamt 55 % des Gesamtbluts) [auch: c) Bezeichnung für flüssige, gasförmige oder auch feste Körper mit so großer Elektronen- und Ionenanzahl, daß die eigenen physikalischen Eigenschaften wesentlich verändert sind].
Plasmide: außerhalb der Chromosomen liegende DNA-Moleküle, von Zelle zu Zelle übertragbar (man unterscheidet zwischen nichtinfektiösen und infektiösen Plasmiden); Plasmide humanpathogener Bakterien weisen oft Resistenz- oder Virulenzgene auf.
Polyarthritis: Entzündung von gleichzeitig mehreren Gelenken.
prädisponierende Faktoren: hier – zu einer Beeinträchtigung der humoralen oder zellulären Immunmechanismen führende Erscheinungen oder Kräfte.
Prionen: äußerst kleine infektiöse Proteinpartikel, die sich von Viren, Viroiden und Plasmiden unterscheiden.
Prophylaxe: Vorbeugen / Verhüten von Krankheiten (durch medizinische, hygienische oder soziale etc. Maßnahmen).
Prostata: männliche Geschlechtsdrüse, auch als »Vorsteherdrüse« bezeichnet.
Protein/e: Eiweiße / Eiweißkörper, nur bzw. vorwiegend aus Aminosäuren aufgebaute Naturstoffe wie Albumine und Globuline; einer der wichtigsten Bestandteile lebender Organismen.

Quarantäne: befristete Isolierung (ursprünglich *quarante* = 40 Tage) von infizierten bzw. infektionsverdächtigen Tieren und Menschen, um Krankheitsübertragungen vorzubeugen.

Respirationstrakt: Sammelbezeichnung für die Atemwege, bestehend aus Nase-Rachen-Raum, Kehlkopf sowie der Luftröhre und ihren Ästen.
RNS: Abkürzung für *Ribonukleinsäure* (engl. RNA), chemische Verbindung in den Zellen aller Lebewesen, verantwortlich für die Erbinformationsübertragung vom Zellkern ins Zellplasma und von zentraler Bedeutung für die Proteinbiosynthese.
sekretorisch: den Produktions- und Absonderungsvorgang von Stoffen wie Hormonen, Speichel und Verdauungssäften durch Drüsen betreffend.
Selektionsdruck: Auslese- und Auswahlkriterien bei der Anpassung von Individuen an ihre Umweltbedingungen.
Spaltenzym: ein Enzym, das die Spaltung organischer Substanzen / aus Nahrung katalysiert.
Spezies (species): in der Biologie – Tier- oder Pflanzenarten als Unterbegriff von Gattungen.
Spiegel: Bezeichnung für die von einem Organismus aufgenommene / im eigenen Organismus enthaltene Menge eines Stoffes, z. B. Alkoholspiegel.
Sporen: hier – Vermehrungsstruktur bei Pilzen, sexuell oder asexuell entstandene Keimzelle mit widerstandsfähiger Hülle.
Sprossung: typische Hefewuchsform, aus der Mutterzelle stülpt sich ein Teil des Zellinhalts aus und wächst zur Tochterzelle heran.
Stoffe: a) chemische Kohlenstoffverbindungen, die die Grundlage der belebten Natur bilden *(organische Stoffe)*, b) Substanzen (zumeist) ohne Kohlenstoff, die die Grundlage der unbelebten Natur bilden *(anorganische Stoffe)*, c) Elektrolyte mit basischer oder saurer Natur *(amphotere Stoffe)*.
Sulfasalizin: Verbindung des entzündungshemmenden *Mesalazin* mit dem Kurzzeit-Sulfonamid *Sulfapyridin* zur medikamentösen Behandlung schwerer chronischer Erkrankungen wie z. B. Colitis ulcerosa.
Superinfektion: erneute Infektion mit dem gleichen Erreger, bei nicht ausreichend vorhandener Immunität und häufig noch nicht geheilter Erstinfektion.
Suspension: in Flüssigkeit aufgeschwemmte kleine, nicht lösliche Teilchen, z. B. bei mikrobiologischen Medikamenten.
Symbiont: in einer Symbiose lebendes Wesen.
Symptom/e: für eine bestimmte Krankheit charakteristische/s Anzeichen.
Synergie / Synergismus: das Zusammenwirken von Kräften / eine über das Additive hinausgehende, potenzierende Wirkung.
Therapie / Therapeutikum: Heilverfahren, die Behandlung einer Erkrankung / Medikament oder Mittel zur Behandlung einer Erkrankung.
vegetativ: die Funktion des selbständigen (dem Bewußtsein entzogenen) Nervensystems betreffend.
Verabreichung (Applikation, Applizierung): die Gabe (Einnahme oder Anwendung) eines Arzneimittels.
versus (vs.): hier »*im Vergleich mit*«.
Viroide: »vagabundierende« infektiöse Partikel (Nucleoide) ohne Proteinhülle (bisherige Beobachtungen: infizieren ausschließlich Pflanzen), treten vorwiegend in warmen Klimazonen auf.
Virulenz: der Grad der Aggressivität von Krankheitserregern – deren Giftigkeit bzw. Gesamtheit schädlicher Aktivitäten.
Wechselwirkung / -beziehung: hier – Reaktion zwischen zwei Arzneimittelinhaltsstoffen oder sich gegenseitig beeinflussende Vorgänge im Organismus, zum Teil vermittelt durch aktivierte Hilfsstoffe; Interaktion.
Wirkspektrum: Bezeichnung für die gegebene / gewünschte therapeutisch wirksame Breite einer Substanz, eines Stoffes oder einer Stoffeverbindung.

Abbildungsverzeichnis

Abb. 25: *1) Hochrechnung III. und IV. Quartal '90 auf Gesamt 1990, *2) Hochrechnung I. und II. Quartal '96 auf Gesamt 1996.

Abb. 27: *1) Hochrechnung III. und IV. Quartal '93 auf Gesamt 1993, *2) Hochrechnung I. und II. Quartal '96 auf Gesamt 1996.

Abb. 28: 1990 und 1996 Krankheitsbilder-Hochrechnungen auf Halbjahresbasis.

Hochrechnungen: CoConcept.

Abb. 1: Umschlagillustration. *Seite 2*
Abb. 2: Dr. Volker Rusch, Biologe. *Seite 8*
Abb. 3: Prof. Dr. Dirk van der Waaij, Mikrobiologe. *Seite 9*
Abb. 4: Eröffnungsillustration Kapitel I. *Seite 11*
Abb. 5: Stäbchenbakterie mit Geißeln, mikroskopische Aufnahme. *Seite 14*
Abb. 6: Die Formen von drei Bakterienfamilien, schematische Darstellung. *Seite 14*
Abb. 7: Zellaufbau eines Bakteriums, Schema. *Seite 15*
Abb. 8: Ursprung und Ablauf der Evolution aller Organismen, Schema. *Seite 17*
Abb. 9: Übersicht und Klassifikation medizinisch wichtiger Bakterien, Tabelle. *Seite 21*
Abb. 10: Viren mißbrauchen ein Bakterium als Wirtszelle, Schema. *Seite 28*
Abb. 11: Die Bedeutung von Bakterien im Naturhaushalt, schematische Übersicht. *Seiten 34 – 37*
Abb. 12: Eröffnungsillustration Kap. II. *Seite 39*
Abb. 13: Mikrobenfamilien / -gattungen und -anzahl im menschlichen Verdauungstrakt, Tabelle. *Seite 41*
Abb. 14: Positiveinflüsse der Bakterienfloren des Verdauungstrakts, Übersicht. *Seite 46*
Abb. 15: Stoffwechseleigenschaften und andere positive wie negative Eigenschaften wichtiger Bakteriengattungen im menschlichen Verdauungstrakt, Übersicht. *Seite 47*
Abb. 16: Eröffnungsillustration Kap. III. *Seite 53*
Abb. 17: Immunsystem und Immunantworten, schematische Darstellung. *Seiten 56 + 57*
Abb. 18: Bakterien und das Schleimhaut-Immunsystem, schematische Darstellung. *Seite 64*

Abb. 19: Funktionsprinzip des Immunsystems und der Freßzellen, schematische Darstellung. *Seite 65*
Abb. 20: Funktionsprinzip des Nervensystems, schematische Darstellung. *Seite 65*
Abb. 21: Mehrere Abwehrbarrikaden je Erreger, Schema. *Seite 67*
Abb. 22: Neurodermitis und das Räderwerk der Krankheitsursachen, Schema. *Seite 69*
Abb. 23: Eröffnungsillustration Kap. IV. *Seite 71*
Abb. 24: Schutzmechanismen vor Antibiotika durch Resistenz-Gene, Schema. *Seite 76*
Abb. 25: große Farbtabelle: Entwicklung von Antibiotika-Behandlungen bei 19 Krankheitsbildern, 1990 bis 1996, Deutschland. Auflistung nach ICD-9 (International Classification of Diseases, 9th Revision), Quelle: IMS GmbH 1996. Kleine Schwarzweißtabelle: Gesamt-Behandlungen bei 19 Krankheitsbildern (nach ICD-9), 1990 und 1996, Deutschland, Quelle: IMS GmbH 1996. *Seite 79*
Abb. 26: Antibiotika-Mehrfachverordnungen (nach ICD-9) bei Kindern bis 4 Jahre, 1995, Deutschland. Exemplarische Analyse Jan. '95 bis Dez. '95, 235 Arztpraxen / 385 Praktiker bzw. Internisten, Quelle: IMS GmbH 1996; Tabelle. *Seite 80*
Abb. 27: Antibiotika-Behandlungen bei Säuglingen und Kleinkindern bis 4 Jahre, bei 8 Krankheitsbildern (nach ICD-9), 1993 bis 1996, Deutschland, Quelle: IMS GmbH 1996; Tabelle. *Seite 81*
Abb. 28: Entwicklung und Verhältnis von Krankheitsdiagnosen gesamt zu Antibiotikaverordnungen und -kosten. a) 1987 – 1997: Antibiotika und Chemotherapeutika gesamt, Quelle: Arzneimittelverordnungsreports der Jahre 1992 bis

ANHANG

1998, Schwabe / Paffrath, G. Fischer Verlag/ Springer Verlag, Antibiotika u. Chemotherapeutika, W. Schmitz. b) 1990 – 1996: Krankheitsbilder (ICD-9) zusammengefaßt mit besonders häufigen Antibiotikaverordnungen, Deutschland, Quelle: IMS GmbH 1996; Diagramm. *Seite 82*
Abb. 29: Physiologisches Bakterium Enterococcus faecalis, mikroskopische Aufnahme. *Seite 86*
Abb. 30: Infektionen verursachendes Bakterium Pseudomonas, mikroskopische Aufnahme. *Seite 86*
Abb. 31: Viren, Adenovirus, mikroskopische Aufnahme. *Seite 87*
Abb. 32: Hefepilz Candida, mikroskopische Aufnahme. *Seite 87*
Abb. 33: ISGNAS, Internationale Studien-Gruppe für neue antimikrobielle Strategien. *Seite 90*
Abb. 34: Siegel des Stockholmer Carolinska Institutet. *Seite 94*
Abb. 35: Eröffnungsillustration Kap. V. *Seite 95*
Abb. 36: Gramnegatives Bakterium Helicobacter pylori, mikroskopische Aufnahme. *Seite 98*
Abb. 37: Netzwerk Mensch und die drei wesentlichen Facetten der Immunmodulation. *Seite 103*
Abb. 38: Eröffnungsillustration Kap. VI. *Seite 105*
Abb. 39: Mikrobiologische Therapie: Verabreichungsmöglichkeiten, Wirkstoffwege und beeinflußbare Organe. *Seite 107*
Abb. 40: Darreichungsformen mikrobiologischer Präparate. *Seite 108*
Abb. 41: Institute für Mikrobiologie und Mikroökologie in D-Herborn. *Seite 109*
Abb. 42: Der Behandlungsweg: Einsenden zur mikrobiologischen Laboruntersuchung. *Seite 110*
Abb. 43: Der Behandlungsweg: Erhalt des Untersuchungsbefundes und von Autovakzine-Präparaten nach mikrobiologischer Laboruntersuchung. *Seite 110*
Abb. 44: Behandlungsschema der Mikrobiologischen Therapie. *Seite 114*
Abb. 45: Besserung bei Nasennebenhöhlen-Erkrankungen, Doppelblind-Placebo-Studie an 114 Patienten mit chronischer Sinusitis (zusammengefaßte klinische Ergebnisse) unter Verabreichung von Escherichia coli-Vakzinen als Mischvakzine aus körpereigenen Bakterien zur Immunregulation, Quelle: Erfahrungsheilkunde 9 / 1994. *Seite 117*
Abb. 46: Besserung bei chronischen Atemwegserkrankungen, Doppelblind-Placebo-Studie an 114 Patienten mit chronisch wiederkehrenden Erkrankungen der oberen Atemwege wie Bronchitis, Laryngitis, Pharyngitis, Rhinitis, Sinusitis und Tonsillitis (zusammengefaßte klinische Ergebnisse), Quelle: Erfahrungsheilkunde 9 / 1994. *Seite 118*
Abb. 47: Häufigkeit von Sproßpilzen beim Menschen: Hefen allgemein und Candida albicans, im Mund-Rachenraum sowie im Darmtrakt; nach Müller 1993. *Seite 128*
Abb. 48: Eröffnungsillustration Kap. VII. *Seite 145*
Abb. 49: Schimmelpilz Penicillium, mikroskopische Aufnahme. *Seite 149*
Abb. 50: Externe Belastungsfaktoren für den Menschen. *Seite 151*
Abb. 51: Eröffnung Anhang: Escherichia coli-Bakterien, mikroskopische Aufnahme. *Seite 154*
Abb. 52: Vignette Informationsabruf. *Seite 164*

Wissenschaftliche Artikel und Literatur

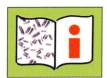

Abb. 52

Dieses Buch enthält die nachstehend genannten 5 Auszüge / Ableitungen aus wissenschaftlichen Originalberichten oder -arbeiten. Die aufgezeigten Literaturquellen können allen, die sich weitergehend informieren wollen, eine Hilfe sein – gleichermaßen wie viele von ihnen auch für die Verfasser von »Bakterien« wertvoll waren.

》 Textauszüge aus wissenschaftlichen Artikeln sind durch solch große Anführungszeichen gekennzeichnet 《

[1] Mikrobenvielfalt unseres Verdauungssystems, V. Rusch, Mensch und Mikrobe 1996, *Kap. II, Seite 43*

[2] Phylogenese und Ontogenese unserer Abwehrsysteme, Freunde von Feinden unterscheiden können, V. Rusch et al., XII. Internationales Symposium für Gnotobiologie, Honolulu 1996, *Kap. III, Seite 58*

[3] Aufklärungs- und Forschungsinitiative »Antibiotikaresistenz«, Bonn 1996, *Kap. IV, Seite 91*

[4] Historische Entwicklung der und Arbeitskreis für Mikrobiologische/n Therapie, Kolb / Maaß, Kompendium Haug '91, *Kap. V, Seite 97*

[5] Erzeugerfaktoren und Verursacher von Krankheiten, Gründe und Möglichkeiten, K. Keiner, Erfahrungs-Heilkunde 45 / 1996, *Kap. VII, Seite 150*

ABC der Leberviren, Die Zeit 21, 17. Mai 1996
A human Lactobacillus strain promotes recovery from acute diarrhea in children, Pediatries 88, 1991
Action sur la intestinale de laits fermentées au Bifidobacterium, Lait 73, 1993
Allergie-Alarm, Focus 17, 1997
Allergische Erkrankungen im Kindesalter, S. Illing, Hippokrates Verlag, 1988
Allgemeine Mikrobiologie, Schlegel/Thieme, Georg Thieme Verlag, 1985
Antibiotika – die sanften Killer, Droemer/Knaur, 1996
Antibiotika – Kind im Brunnen, Der Spiegel 40, 1996
Antibiotika-Therapie in Klinik und Praxis, Simon/Stille, Schattauer Verlag, 1993
Antioxidative Vitamine in der Prävention, Deutsches Ärzteblatt 92, 1995
Arzneiverordnungs-Report '96, Schwabe/Paffrath, Gustav Fischer Verlag, 1995/1996
Bacterial translocation in a burnmodel, J. Trauma 6, 1994
Bakterielle Endotoxine, Beziehungen zwischen chem. Konstitution und biol. Wirkung, Immun. Infekt. 21, 1993
Bakterium frißt Zyankali, Peter Moosleitners Magazin 10, 1997
Bald Antibiotika gegen Herzinfarkt, TV, Hören und Sehen 16, April 1998
Beiträge zu einer optimistischen Weltauffassung, E. Metschnikoff, Lehmanns Verlag, 1908
Besonderheiten von Pilz-Keimträgern als Dauerausscheider, J. Müller, Zbl. Hyg. 194, 1993

Candida – elektrophoretic karyotypes of clinically isolated yeasts, J. General Microbiol. 137, 1991
Candida-Mykosen in der Praxis, Blechschmidt/Meinhof, Duesbach-Verlag, 1989
Characterization of human intestinal flora, J. Epidemiol. Infect. 111, 1994
Clinical Uses of Microorganisms and their Products, The American Journal of Medicine 67, 1979
Coeliac disease in the year 2000, C. Cattasi, Lancet 343, 1994
Colonisation resistance of the digestive tract, J. Hyg. Camb. 69 / 1971, 70 / 1972
Comeback der Keime, Süddeutsche Zeitung, 24. Oktober 1997
Conséquences cliniques du remplacement du lait par yaourt dans les diarrées o., Ann. Pédiatr. 39, 1992
Darmflora und Krankheiten, Rattka/Rott, Institut für Energie und Umweltforschung Heidelberg, 1990
Das Immunsystem, Spektrum der Wissenschaft Verlagsgesellschaft, Spezial 2 / 1997
Das Netz von Immuneffektorzellen im Magen-Darm-Trakt, J. Bienenstock, Allergologie 7, 1984
Der Endotoxinrezeptor CD14, Schütt/Schumann, Immun. Infekt. 21, 1993
Diagnostisches Vorgehen bei Verdacht auf Endomykosen, Editiones Roche, Basel 1985
Dialog im Immunsystem, B. Hobom, Frankfurter Allgemeine Zeitung, 8. Oktober 1996
Diät gegen Pilzerkrankungen, Keiner/Schütz, Falken-Verlag, 1996
Die Antibiotika-Falle, Amica, Juni 1997
Die Bakterien schlagen zurück, Frankfurter Allgemeine Zeitung, 10. Juli 1996
Diebe, Mörder und Parasiten, Spektrum Akademischer Verlag, 1993
Dietary modulation of the human colonic microbiota, Gibson/Roberfroid, J. Nutr. 125, 1995
Dose response colonisation of faeces after oral adm., Microb. Ecol. Health Dis. 4, 1991

D

Dossier Seuchen, Spektrum der Wissenschaft Verlagsgesellschaft, Dossier 3 / 97, Januar 1997

Effect of consumption of lactic cultures on human health, Adv. Food Nutr. Res. 37, 1993

E

Einige neue Gesichtspunkte zur Vaginalcandidose der Frau, W. Mendling, Z. Ärztl. Fortbildung 86, 1992
Environmental regulation of Shigella virulence, Curr. Top. Microbiol. Immunol. 180, 1992
Erkennung, Verhütung und Bekämpfung von Infektionen, Beutin/Niemer, Bundesgesundheitsblatt 11, 1995
Ernährung – Sturm in der Tasse, Der Spiegel 26, 1997
Ernährungsmedizin und Diätetik, H. Kasper, Urban & Schwarzenberg Verlag, 1996
Ernährungsstudie »Vitaminmangel – wer ist gefährdet?«, S. Wasielewski, PTA heute Nr. 3, 1994
Experimental and clinical studies on microbial lectin blocking, Zbl. Bakt. 283 Suppl., 1994

Feeding of Bifidobacterium bifidum and Streptococcus thermophilus to infants in hospital, Lancet 344, 1994

F

Flow cytometry of non-cultured anaerobic bacteria in human faeces, v. d. Waaij et. al., Cytometry 16, 1994

Gastrointestinal mot. disorders and bacterial overgrowth, E. Husebye, J. Internat. Med. 237, 1995

G

Gefahr durch resistente Keime, Frankfurter Allgemeine Zeitung, 9. Oktober 1996
Gesundheitspolitik – »Immer geht es nur ums Geld«, Der Spiegel 40, 1996
Global and regional cause-of-death patterns in 1990, Bull. World Health Organization 72, 1994
Gnotobiotik, E. Haralambie, Perimedspitta Medizinische Verlagsgesellschaft, 1992

G *Grundriß der Molekularbiologie,* Klämbt/Heitmann, UTB, Gustav Fischer Verlag, 1979
H *Harnwegsinfekte / Heuschnupfen,* H. Dorstewitz, Erfahrungsheilkunde, August 1996
Häufung von EHEC-Erkrankungen, Robert-Koch-Institut, Epidemiologisches Bulletin 20, 1996
Helicobacter pylori: its role in disease, M. Blaser, Clin. Infect. Dis. 15, 1992
I *Immunmodulatorische Wirkung nichtpathog. Ent. faec.-Bakterien,* Arzneim.-Forsch./Drug Res. 44, 5 / 1994
Impact of Bifidobacterium longum on human fecal microflora, Microbiol. Immunol. 36, 1992
Influence of high vs. low intestinal concentration of gramnegative bacteria, Leuk. Res. 16, 1992
Instrinsic asthma: Myth or reality?, A. Sabbah, Allergie et Immunologie 23 (7), 1991
Interaction of flora, immune system and mucosal cells, Old Herborn University Seminar Monograph 1, 1990
Intestinal Bacteria and Cancer, Drasar/Hill, The American Journal of Clinical Nutrition 25, 1972
Intracellular neutralization of virus by IgA bodies, Proc. Nat. Acad. Sci. USA 89, 1992
K *Kasuistik und Verfahrensweise der Mikrobiol. Therapie,* H. Dorstewitz, Erfahrungsheilkunde, August 1996
Keine Angst vor freien Radikalen, M. Ruf, Econ-Taschenbuchverlag, 1992
Kleine Bakterien mit großer Wirkung, natur/Natürlich 5, 1998
Koli-Bakterien in der Rinderzucht, T. Rest, Frankfurter Neue Presse, 11. Oktober 1997
Kompendium der Mikrobiologischen Therapie, Kolb/Maaß, Haug Verlag, 1991
Krank durch Antibiotika, C. Weichert, Edis Verlag, 1995
Krankmacher Antibiotika, J. A. Fisher, dtv, Deutscher Taschenbuch Verlag, 1995
Kursbuch Gesundheit, Kiepenheuer & Witsch, 1992
Lebendkeime in fermentierten Milchprodukten, H. Kasper, Ernährungs-Umschau 43, 2 / 1996
Lectins: mediators of adhesion for bacteria, Beuth/Roszowski/Ohshima, Zentralblatt Bakt. 274, 1990
Lehrbuch der medizinischen Mykologie, Grigoriu/Delcretaz/Borelli, Huber Verlag Bern, 1984
Medizinische Mykologie, Nolting/Fegeler, Springer-Verlag Berlin/Heidelberg/ New York, 1992
Mensch und Mikrobe, V. Rusch, therapeutikon 6, 1992
Mikrobiologische Therapie, Lehrbuch der Naturheilverfahren, Hippokrates Verlag, 1990
Mikrobiologische Therapie – Arbeitsgrundlagen, AG Mikrobiol. Th. im Zentralv. d. Ärzte f. Naturheilv., 1991
Mikrobiologische Therapie chron. entzündl. Darmerkrankungen, E. Schütz, Erfahrungsheilkunde 5, 40 / 1991
Moderne Pilzdiagnostik, Peters/ Schütz / Zimmermann, Erfahrungsheilkunde 11, 1995
Möglichkeiten der mikrobiol.Therapie bei entzündl. Darmerkr., P. Kolb-Jaeckel, Erf.heilkunde 43, 9 / 1994
Molekularbiologie der Zelle, VCH Verlagsgesellschaft, 1990
Mykosen des Digestionstrakts, in: H. Gemeinhardt, Endomykosen des Menschen, Fischer, 1989
Neurodermitis, Borelli/Rakowski, Falken Verlag, 1996
Neurodermitis – Atopische Dermatitis, Illing/Groneuer, Hippokrates Verlag 1991
Neurodermitis natürlich behandeln, S. Flade, Gräfe+Unzer Verlag, 1994
Organ interactions in sepsis, Callery / Kamei/Mangino/Flye, Arch. Surg. 126 1991

ANHANG

Peyer's patches as inductive sites for IgA commitment, Cebra/Shroff, Acad. Press San Diego, 1994
Pilzbefall auf der Dünndarmmukosa, Mykosen 27, 1984
Potential role of colony-stimulating factor, D. C. Dale, Clin. Inf. Dis. 18 Suppl. 2, 1994
Preoperative immunostimulation by Proionibacterium, Isenberg/Ko et. al., Anticancer Research, 1994
Probiotika: eine nebenwirkungsarme Therapiestrategie, top medizin 10, 1996
Probiotika – Heilen mit Bakterien, K. Keiner, Biologische Medizin 24, 5 / 1995
Problems and priorities for controlling opportunistic pathogens, Zentralblatt Review Bakt. 283, 1996
Pschyrembel, Klinisches Wörterbuch, 258. Auflage, W. de Gruyter, Berlin/New York, 1998
Radikalerkrankungen, die Bedeutung der Sauerstoffradikale f. die klin. Med., H. Böhles, Z. Geriatrie 4, 1991
Return of the man-killing microbes, J. LeFanu, Financial Times, 28. Oktober 1995
Richtige Ernährung ist die wichtigste Krankheitsvorbeugung, Euramic-Studie, AG e. V. München, 1 / 1994
Risiko Antibiotika, Facts 12, März 1996
Rückkehr der Keime – Neue Gefahren durch Viren und Bakterien, Der Spiegel 7, 1997
Schlechte Zeiten für Keime, bild der wissenschaft 2, 1998
Steigerung der körpereigenen Abwehr bei chron. Sinusitis, B. Schmaltz, Therapiewoche 5, 41 / 1991
Study of the colonization resistance, Apperloo-Renkema/H.Z. und D. v. d. Vaaij, Epidem. Infect. 107, 1991
Symptome und Krankheiten der Mundschleimhaut u. d. Perianalregion, Schattauer Verlag, 1984
The effect of Clindamycin and Lincomycin therapy on faecal flora, Leigh/Simmons, J. Clin. Path. 31, 1978
Tödliche Keime im Krankenhaus, Frankfurter Allgemeine Zeitung, 22. April 1998

Urania Pflanzenreich, Die große farbige Enzyklopädie, Urania-Verlag Leipzig/Berlin, 1991

Viren – harmlos bis tödlich, Chr. Vetter, Trias, 1994
Vitamin A, immunity and infection, Clin. Infect. Dis. 19, 1994
Vitaminbedarf des älteren Menschen, Heseker/Schneider/Kübler, Vitaminspur 8, Hippokrates Verlag, 1993
Vitaminmeßwerte bei Männern und Frauen, Deutsche Apotheker Zeitung, 134 / Nr. 22, 1994

Warum wir krank werden, Nesse/Williams, Verlag C. H. Beck, 1997
Was leisten probiotische Milchsäurebakterien?, Naturheilpraxis 2, 1996
Wechselbeziehungen zw. Diät, Darmflora und Viren, J. B. Mayer, Phys. Medizin und Rehabilitation 10, 1969
Wenn die Leber zum Klumpen wird, J. Blech, Die Zeit 21, 17. Mai 1996
Wie gesund sind »probiotische« Milchprodukte wirklich?, Deutsche Apotheker Zeitung 136, 5 / 1996
Wie stumpf ist die Wunderwaffe gegen Infektionen?, E. Krämer, Pharma Und Wir 5, 1996
Wir armen Schlucker, Pollmer/Pudel, Stern 39, 1994
Wiss. begründetes Immunmodulationskonzept, V. Rusch, Erfahrungsheilkunde 43, 9 / 1994

Zunahme schwerer Infektionen bei Kindern, Welt am Sonntag, 7. September 1997
Zur Behandlung der chron.-obstrukt. Bronchitis m. einem Immunstimulator, Die Medizinische Welt 3, 1996